健康管理学

张勇　主编

U0251331

中国纺织出版社有限公司

图书在版编目（CIP）数据

健康管理学/张勇主编．--北京：中国纺织出版
社有限公司，2023.6

ISBN 978-7-5229-0566-2

Ⅰ.①健…　Ⅱ.①张…　Ⅲ.①健康—卫生管理学

Ⅳ.①R19

中国国家版本馆 CIP 数据核字(2023)第 079550 号

责任编辑：郭　婷　　责任校对：楼旭红　　责任印制：储志伟

中国纺织出版社有限公司出版发行

地址：北京市朝阳区百子湾东里 A407 号楼 邮政编码：100124

销售电话：010—67004422 传真：010—87155801

http：//www. c-textilep. com

中国纺织出版社天猫旗舰店

官方微博 http：//weibo. com/2119887771

三河市宏盛印务有限公司印刷　各地新华书店经销

2023 年 6 月第 1 版第 1 次印刷

开本：787×1092　1/16　印张：12.5

字数：200 千字　定价：68.00 元

Preface 前言

《世界卫生组织宪章》中指出："健康不仅仅是没有疾病或不虚弱，而是身体、心理和社会适应的完好状态。"体现了积极和多维的健康观，是健康的最高目标。在此背景下，随着生存环境恶化、人口老龄化加剧、慢性病人群不断增长，以健康管理为中心的卫生服务模式应运而生。

健康管理作为一门新兴的学科和医学服务理念，是面向个体和群体，研究生命过程中健康的动态变化和影响健康的风险因素，也是运用临床医学、预防医学、中医药学、心理学、行为科学、管理科学、保险学以及社会科学等多个学科的知识和技术，全面检查、监测、分析、评估健康风险因素对健康影响的规律和特点，提出了针对健康风险因素以及提高整体健康水平的干预策略和措施，包括提供咨询、行为干预、指导健康文明科学的生活方式服务等；在个体服务研究的基础上，研究不同地域、不同年龄阶段、不同性别等多个群体的健康状况，进行群体性的健康风险因素的预测、评估、统计和分析，探索可能在一定程度上疾病发生的风险性及发展的趋势和规律，从而不断改进疾病预防和健康维护的策略，以提高人群的健康水平。

本书借鉴了健康管理在国内外的发展历程和基本情况，旨在此基础上总结凝练健康管理学的理念、范畴、内容等，融合并规范健康管理的适宜技术和方法，为该学科持续和更快发展提供思路、奠定基础。本书第一章介绍了健康管理基础知识，包括健康管理的概念与特点，健康管理的内容、目标和理论基础。第二章介绍了健康管理的基本策略，并从亚健康、慢性病详细介绍了健康管理的策略。第三章介绍了健康信息与健康档案管理。第四章就中医体质辨识与健康管理做重点介绍。第五章到第七章按照健康风险评估—健康干预与应用—健康干预技术为顺序展开，介绍了健康管理的主体思路和服务内容。

总体来说，本书结构较完整，注重时代性和全面性，既保持其在健康管理学中较先进的学术水平，又注意其易懂性和实际应用性。本书适用于预防医学类专业、健康服务与管理专业、公共事业管理专业等本科生和研究生，也可作为医学院校临床医学、中医学等专业的通识课程教材以及各级、各类卫生管理人员的培训教材，还可供医院体检中心、社区卫生服务中心、健康管理公司以及企事业单位从事健康管理服务的专业人员及爱好者参阅。

鉴于健康管理学学科发展尚不成熟，编者水平所限，不足之处在所难免，敬请各位专家、师生、临床工作者和广大读者提出宝贵意见和建议，以便再版时修订和完善。

编　者

2022 年 11 月

Contents 目录

第一章
绪　论

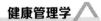

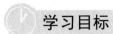 学习目标

1. 掌握健康管理的概念；
2. 掌握健康管理的基本内容和服务流程；
3. 了解智能健康管理的概念和研究内容。

第一节　健康管理概述

一、健康管理的概念和特点

（一）健康管理的概念

《世界卫生组织宪章》中指出："健康不仅仅是没有疾病或身体虚弱，而是身体、心理与社会适应的完好状态。"具体来说，世界卫生组织（WHO）定义中的健康包括身体健康、心理健康和社会适应能力良好三个方面的内容。①身体健康，又称生理健康或躯体健康，即躯体的结构完好、功能正常，躯体与环境之间保持相对的平衡；②心理健康，亦称精神健康，指人的心理处于完好状态，包括正确认识自我、环境和及时适应环境；③社会适应能力良好，指个人的能力在社会系统内得到充分的发挥，人体能够有效地扮演与其身份相适应的角色，个人的行为与社会规范一致，和谐融合。WHO对健康的定义体现了积极的和多维的健康观，是健康的最高目标。

（二）健康管理的特点

健康管理有以下四个特点：

1. 标准化

标准化是对个体和群体的健康进行科学管理的基础。健康管理服务的主要产品是健康信息。没有标准化，就不能保证信息的准确、可靠以及其科学性。

2. 量化

对个体和群体健康状况的评估，对健康风险的分析和确定，对干预效果的评价，都离不开科学量化指标。科学量化是衡量是否是真正的健康管理的一个试金石。因为只有科学量化，才能满足科学"可重复性"的要求，才能科学可靠，经得起科学的检验。

3. 个体化

健康管理的具体做法就是为个体和群体（包括政府）提供有针对性的科学健康信息并创造条件、采取行动来改善健康。没有个体化，就没有针对性，就不能充分地调动个体和群体的积极性，就达不到最大的健康效果。

4. 系统化

要保证所提供的健康信息科学、可靠、及时，没有一个强大的系统支持是不可能实现的。真正的健康管理服务一定是系统化、标准化的，其背后一定有一个高效、可靠、及时的健康信息支持系统。健康管理服务的标准化和系统化是建立在循证医学和循证公共卫生的标准以及学术界已经公认的预防和控制指南及规范上的。健康评估和干预的结果既要针对个体和群体的特征和健康需求，又要注重服务的可重复性和有效性，强调多平台合作提供服务。

二、健康管理的研究对象和内容

健康管理面向个体和群体，研究生命过程中健康的动态变化和影响健康的风险因素，运用临床医学、预防医学、中医药学、心理学、行为科学、管理科学、保险学以及社会科学等多个学科的知识和技术，研究全面检查、监测、分析、评估健康风险因素对健康影响的规律和特点，提出针对健康风险因素以及提高整体健康水平的干预策略和措施，包括提供咨询、行为干预、指导健康文明科学的生活方式服务等；在个体服务研究的基础上，研究不同领域、不同年龄阶段、不同性别等多个群体的健康状况，进行群体性的健康风险因素的预测、评估、统计和分析，探索可能在一定程度上疾病发生的风险性及发展的趋势和规律，从而不断改进疾病预防和健康维护的策略，以提高人群的健康水平。健康管理的服务是前瞻性的全程服务，尤其强调的是提高服务对象的自我保健和自我调适的意识和能力，充分发挥其个人、家庭和社会的健康潜能，以求提高健康素质。因此，健康管理的目的是在卫生工作方针的指导下，以人为本、以需求为导向、以预防为主、以整体健康为目标的全面健康管理和促进，实现人人享有健康，不断提高健康素质和生活质量。

三、健康管理的目标和任务

管理就是通过计划、组织、指挥、协调和控制达到资源使用的最优化，目标是能在合适的时间里把合适的资源用在合适的地方以发挥合适的作用。具体来说，管理是包括制订战略计划和目标、管理资源、使用完成目标所需要的人力和财务资本以及衡量结果的组织过程。管理还包括记录和储存为供以后使用的和为组织内其他人使用的事实和信息的过程。因此，管理事实上是一个过程，实质上是一种手段，是人们为了实现一定的目标而采取的手段和过程。

健康管理，就是针对健康需求对健康资源进行计划、组织、指挥、协调和控制的过程。要计划、组织、指挥、协调和控制个体和群体的健康，就要全面掌握个体和群体的健康状况（可以通过全面监测、分析、评估来完成），还要采取措施维护和保障个体和群体的健康（可以通过确定健康风险因素，提供健康咨询和指导，对健康风险因素进行干预来完成）。在这里，健康需求可以是一种健康风险因素，如高血压、肥胖；也可以是一种健康状态，如糖尿病或阿尔茨海默病。健康管理的手段可以是对健康风险因素进行分析，对健康风险进行量化评估，或对干预过程进行监督指导。这里要强调的是，健康管理一般不涉及疾病的诊断和治疗过程。疾病的诊断和治疗是临床医生的工作，不是健康管理师的工作。

在新的医药卫生体制改革方案下，紧紧围绕我国政府建设高水平小康型社会的总体要求，创立现代健康管理创新体系，创新服务模式与技术手段，使慢性非传染性疾病得到有效控制，在实现大幅度提高国民健康素质与健康人口构成比例，提高国民平均期望寿命和健康寿命中发挥重要作用，使健康管理相关产业成为国家拉动内需、扩大消费的民生工程和新的支柱产业之一，成为引领和推动中国科技与产业发展的重要领域，最终成为健康管理与健康服务大国。

四、健康管理的科学基础

健康和疾病的动态平衡关系，疾病的发生、发展过程及预防医学的干预策略是健康管理的科学基础（图 1-1）。个体从健康到疾病要经历一个完整的发生和发展过程。一般来说，是从处于低危险状态到高危险状态，再到发生早期改变，出现临床症状。往往在被诊断为疾病之前有一个时间过程。在急性传染病中，这个过程可以很短。在慢性病中，这个过程可以很长，往往需要几年甚至十几年，乃至几十年的时间。其间的变化多数并不易被察觉，各阶段之间也并无截然的界线。在被诊断为疾病之前，进行有针对性的预防干预，有可能成功地阻断、延缓甚至逆转疾病的发生和发展进程，从而实现维护健康的目的。这就是健康管理的科学基础。

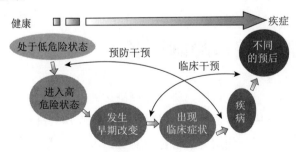

图 1-1　疾病的发生、发展过程及干预策略

例如，我们可以通过健康风险分析和评估的方法确定冠心病、脑卒中、癌症、糖尿病等慢性病的高危人群，通过有效的干预手段控制健康风险因素，减少发病风险，可以在这些疾病发展的早期，尚未发展成为不可逆转之前阻止或延缓疾病的进程。在上述健康管理过程中，我们可以利用先进的信息技术，通过分析大量的健康和疾病数据，包括基因数据、影像结果、生物学标记物指标以及传统的临床指标，从中得出与个人健康相关的、非常有意义的健康管理信息，指导健康管理过程，达到最优效果。

第二节　健康管理的基本内容与服务流程

一、健康管理的基本内容

健康管理是一种前瞻性的卫生服务模式，它以较少的投入获得较大的健康效果，从而增加了医疗服务的效益，提高了医疗保险的覆盖面和承受力。一般来说，健康管理有以下三个基本内容，即了解健康、进行健康及疾病风险性评估、进行健康干预。

第一步是了解健康。就是收集服务对象的个人健康信息。个人健康信息包括个人一般情况（性别、年龄等）、目前健康状况和疾病家族史、行为及生活方式（膳食、体力活动、吸烟、饮酒、睡眠等）、体格检查（身高、体重、血压等）、实验室检查（血脂、血糖等生化指标）、心理因素（情绪、压力等）和社会环境因素（工作特点、经济水平）等。

只有了解了个体的健康状况才能有效地维护个体健康，因此，健康信息收集是健康管理的基础，目的在于从中发现影响健康的因素（或称致病风险）。实际工作中，收集个体健康信息需要结合各地健康服务机构条件、目标人群特点和研究目的，可以通过问卷和健康状况检测进行收集。

第二步是进行健康及疾病风险性评估。这是健康管理中的重要环节，是综合个人生活行为、生理心理、社会环境诸多因素的前瞻性、个体化的定性与定量相结合的分析。其主要目的是帮助个体综合认识健康风险，鼓励和帮助人们纠正不健康的行为和习惯，制订个性化的健康干预措施并对其效果进行评估。

近年来，健康风险评估技术的研究主要转向发病或患病可能性的计算方法上。患病风险比死亡风险更能帮助个人理解风险因素的作用，有助于有效地实施控制措施。患病风险性的评估，也称疾病预测，是慢性病健康管理的技术核心。其特征是估计具有一定健康特征的个人在一定时间内发生某种健康状况或疾病的可能性。

在健康风险评估的基础上，我们可以为个体和群体制订健康计划。个性化的健康管理计划是鉴别及有效控制个体健康风险因素的关键。将以那些可以改变或可控制的指标为重点，提出健康改善目标，提供行动指南以及相关的健康改善模块。个性化的健康管理计划不但为个体提供了预防性干预的行动原则，也为健康管理师和个人之间的沟通提供了一个有效的工具。

第三步是进行健康干预。在前两部分的基础上，以多种形式来帮助个人采取行动，纠正不良的生活方式和习惯，控制健康风险因素，实现个人健康管理计划的目标。与一般健康教育和健康促进不同的是，健康管理过程中的健康干预是个性化的，即根据个体的健康风险因素，由健康管理师进行个体指导，设定个体目标，并动态追踪效果。如健康体重管理、糖尿病管理等，通过个人健康管理日记、参加专项健康维护课程及跟踪随访措施来达到健康改善效果。

健康管理的这三个步骤可以通过互联网的服务平台及相应的用户端计算机系统来帮助实施。应该强调的是，健康管理是一个长期的、连续不断的、周而复始的过程，即在实施健康干预措施一定时间后，需要评价效果、调整干预计划和干预措施。只有周而复始，长期坚持，才能达到健康管理的预期效果。

 案例

健康管理案例分析

某患者，女，33岁，身高1.60m，体重65kg，血压142/88mmHg，空腹血糖6.5mmol/L，不吃早餐，以车代步，1个月锻炼2次左右（打球），乙肝"大三阳"，父母健在，父亲患高血压，母亲无慢性病。

（1）基本资料收集。

既往史、家族史调查；生活方式调查，如吸烟、饮酒、饮食习惯、身体活动状况等。

（2）危险因素评估。

体重指数（BMI）：BMI＝体重(kg)/[身高(m)]^2。中国成年人体重指数划分标准：体重过轻BMI<18.5，正常体重18.5≤BMI<24，超重24≤BMI<28，肥胖BMI≥28。

高血糖诊断标准：空腹血糖6.1mmol/L，餐后2h血糖>7.8mmol/L。

2022年糖尿病诊断标准：糖化血红蛋白HbAlc≥6.5%，空腹血糖FPG≥7.0mmol/L。空腹定义为至少8h内无热量摄入。服糖耐量试验时2h血糖≥11.1mmol/L。伴有典型的高血糖或高血糖危象症状的患者，随机血糖≥11.1mmol/L。

主要健康问题：初步考虑血压高、血糖高、乙肝"大三阳"。需要通过检查进一步确诊是否患有高血压、糖尿病。

健康危险因素：超重、缺乏体育锻炼、饮食习惯差（不吃早餐）、有高血压家族史、肝功能需要关注。

（3）制订健康管理计划。

诊断计划：血压、血糖测定，血脂、肝肾功能检查，眼底及末梢神经检查。

治疗计划：肝炎治疗，高血压、糖尿病临床治疗。

健康维护计划：生活方式指导，包括规律饮食、减少脂肪摄入量；身体活动指导，制定运动处方。

健康筛检计划：定期开展妇科、乳房、牙齿检查。

（4）跟踪随访，调整健康管理计划。

二、健康管理的服务流程

健康管理的常用服务流程由以下五部分组成。

（一）健康管理体检

健康管理体检以人群的健康需求为基础，按照早发现、早干预的原则来选择体格检查的项目，可以根据个人的性别、年龄、工作特点等进行调整。检查的结果对后期的健康干预活动具有明确的指导意义。健康管理体检的目的是为健康风险评估收集资料，目前，一般的体检服务所提供的信息可以满足这方面的要求。但值得强调的是，现在大部分体检中心提供的体检实际上是用医学模式指导的医学体检，主要是为诊断搜集资料，而不是为健康管理评估收集资料。

（二）健康评估

通过分析个人健康史、家族史、行为生活方式和从精神压力等问卷获取的资料，可以为服务对象提供一系列的评估报告，其中包括用来反映各项检查指标状况的个人健康体检报告、个人总体健康评估报告、精神压力评估报告等。

（三）个人健康管理咨询

在完成上述步骤后，个人可以得到不同层次的健康咨询服务。个人可以去健康管理服务中心接受咨询，也可以由健康管理师通过电话与个人进行沟通。沟通内容可以包括以下几方面：解释个人健康信息、健康评估结果及其对健康的影响，制订个人健康管理计划，提供健康指导，制订随访跟踪计划等。

（四）个人健康管理后续服务

个人健康管理的后续服务内容主要取决于被服务者（人群）的情况以及资源的多少，可以根据个人及人群的需求提供不同的服务。后续服务的形式可以是通过互联网查询个人健康信息和接受健康指导，定期寄送健康管理通讯和健康提示，以及提供个性化的健康改善行动计划。监督随访是后续服务的一个常用手段。随访的主要内容是检查健康管理计划的实现状况，并检查（必要时测量）主要危险因素的变化情况。健康教育课堂也是后续服务的重要措施，在营养改善、行为生活方式改变与疾病控制方面有很好的效果。

（五）专项的健康及疾病管理服务

除了常规的健康管理服务外，还可以根据具体情况为个体和群体提供专项的健康管理服务。这些服务的设计通常会按患者及健康人群来划分。对已患有慢性病的个体，可选择针对特定疾病或疾病危险因素的服务，如糖尿病管理、心血管疾病及相关危险因素管理、精神压力缓解、戒烟、运动、营养及膳食咨询等。对没有患慢性病的个体，可选择的服务也很多，如个人健康教育、行为生活方式改善咨询、疾病高危人群的教育及维护项目等。

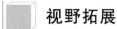

视野拓展

老年人健康管理服务规范服务流程

《国家基本公共卫生服务规范（2021版）》规定，对辖区内65岁及以上常住居民每年提供1次健康管理服务，包括生活方式和健康状况评估、体格检查、辅助检查和健康指导。具体服务内容及流程如图1-2所示。

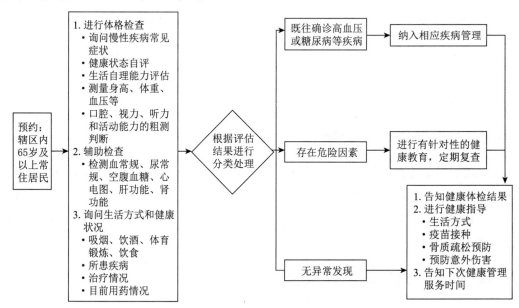

图1-2　老年人健康管理服务内容及流程

第三节 智能健康管理

新医改激活了进展缓慢的卫生信息化，引来了各地数字医院和区域医疗网络的建设高潮，许多与医疗相关的 IT、新技术和新应用也随之进入医疗健康领域，智能健康管理的概念进入人们的视野。

一、智能健康管理的概念

智能健康管理是整合医疗与信息技术相关部门、企事业单位的资源，进行全面合作，通过信息化技术，研究健康管理信息的获取、传输、处理和反馈等技术，实现区域一体化协同医疗健康服务，建立高品质与高效率的健康监测、疾病防治服务体系、健康生活方式与健康风险评价体系，进行健康评价、制订健康计划、实施健康干预等过程，达到改善健康状况，防治常见和慢性疾病的发生和发展，提高生命质量，降低医疗费用的目的，最终实现全人、全程、全方位的健康管理。

二、智能健康管理的必要性

（一）智能健康管理是合理配置医疗卫生资源、提高医疗健康服务的必然选择

移动数字医疗和智能健康管理坚持预防为主、促进健康和防治疾病相结合，推进信息科技和医疗技术相结合，开发提供用于个人和社区居民的微型、智能、数字化人体穿戴式多参量医学传感终端等医疗与健康管理设备，以移动医疗数字信息化技术管理为手段，为居民提供实时的健康管理服务，为医护人员提供在线的医疗服务平台，为卫生管理者提供健康档案实时的动态数据，形成自我健康管理及健康监测、健康风险评估和远程医疗协助有机结合的循环系统，实现对个体健康的全程监控，显著提高重大疾病诊断和防治能力，提高医疗服务效率、质量、可及性，降低医疗成本与风险，为全民健康水平的提高提供强有力的科技支撑。

（二）智能健康管理是加快卫生信息化建设的迫切需要

"十三五"以来，我国卫生信息化建设虽取得较快发展，但由于健康管理和卫生服务本

身同有的特殊性和复杂性，卫生信息化尚缺乏顶层设计和信息标准，顶尖的信息技术没有很好地与现代医学技术嫁接、交互、整合，信息孤岛和信息烟囱问题突出，组织机构建设滞后，专业技术人员匮乏、分散。智能健康管理充分发挥移动信息化优势，积极助力医疗行业打通内外部信息孤岛，构筑医患沟通平台和健康信息共享机制，开发效率更高、成本更低的数字医疗服务产品及平台，制定信息标准和规范，培养智能健康管理人才，从而助推卫生信息化建设的加快发展。

（三）智能健康管理是进一步推广全民健康事业的需要

我国经济的快速增长，居民对健康需求的日益增长，健康产业的大力兴起，为智能健康管理的实施奠定了良好的基础；"国家数字卫生关键技术和区域示范应用研究"等多项国家课题的研究与报告，为智能健康管理构建了先进的信息技术与现代医学技术交互、整合、开发的平台，推动了区域卫生资源互通共享，满足政府、企业和居民的需求。

三、智能健康管理的研究内容

（一）数字健康

数字健康最早出现于 21 世纪初，由于数字健康产业链涉及范围较广，有信息运营商、软件与硬件、IT 服务、医疗器械、医疗与健康管理行业，内容也覆盖了全民健康信息网络、电子健康记录、远程医疗服务、移动医疗设备和通讯，以及越来越多基于 IT 和通信技术的疾病预防、健康监测和生活方式管理的系统和设备，至今数字健康仍无统一、清晰的定义。

目前，关于数字健康的常用含义有如下几种：①数字健康为记录健康信息，个人主动参与疾病诊疗和健康管理；②数字健康其实是一系列医疗信息化系统，如电子病历、数据挖掘等；③数字健康其实是一种管理理念，通过互联网和其他相关技术在医疗健康行业的应用，提高医疗机构向患者传递医疗服务的效率、效果和质量；④数字健康是一种全新的健康生活方式，借助 IT 技术在预防、诊断、治疗、随诊、康复及健康促进全方位的应用，最大限度地整合和利用医疗健康资源，提高公众的健康状况；⑤数字健康过程中信息集成、IT 和通信技术起到重要作用，是患者主动参与诊疗的过程。

健康管理对于控制慢性病发展、控制看病成本、预测疾病的发展、避免严重并发症、提高生命质量和医疗服务质量都有重大意义。随着老龄化社会的到来，21 世纪应优先发展健康产业，包括共享与综合保健，个人的健康保健应有一个专业团队负责，团队的成员来自医疗保健系统的各个级别层次。这除了要求获得有效、安全的电子健康记录，建立区域医疗信息网络，还需要同步和异步协作服务工作，这时出现了一种更广泛的新型数字健康服务工作，数字健康的内涵不断扩展。

在智能健康领域，主要瞄准数字健康的数字化、微小化、智能、微创/无创、准确、安全、可靠等关键需求，集成创新开发用于个人和社区居民的微型、智能、数字化人体穿戴式多参量医学传感终端等医疗与健康管理设备，包括新型传感终端的研制开发、微功率智能终端技术、传感监测技术、数据的自适应容错技术、质量控制方案、防冲突和定位技术等。

（二）移动健康

随着移动通信技术和医疗技术设备的发展，促进了移动通信系统在医疗保健行业的应用，出现了移动健康一词，并成为数字健康的一部分。移动健康是把计算机技术、移动通信以及信息技术应用于整个医疗过程的一种新型的现代化医疗方式，它是面向社会的、全面的医疗信息、医疗服务和健康管理服务的复杂系统。

移动健康最早用于紧急医疗支持。自21世纪以来有关于无线、应急远程医疗系统的报道，大多数的应用是集中在传输疾病的主要特征参数，如远程心电对心脏病的诊断。最新的研究一部分集中在支持紧急医疗服务，即提供了创伤平面图像或视频传输（例如，超声），或者集中于集成系统以用于针对特定的紧急情况，如脑卒中。

过去，阻止移动医疗成为现实的障碍是网络连接、安全性、可靠性以及低成本和低功耗等要求，但随着5G无线通信技术在全球逐渐普及，以及技术不断演进、速率不断提高，无线通信技术对移动医疗支撑已经不是问题。移动医疗信息系统的核心思想就是通过使用掌上电脑（终端设备），通过无线网络连接后台使用的服务器和数据库，实现相关信息的浏览、查询、采集和传输，彻底解决有线医疗信息系统存在的各种问题。移动医疗的范围非常广，并且各种应用都还在持续不断地发展。

在偏远农村地区，由于医疗卫生工作者的严重短缺以及地理障碍和沟通障碍，限制了医疗保健工作的开展。大型医院由于人员短缺或者床位不足，患者无法住院或者无法进行出院后的随访和健康干预。而移动健康干预可以提供高效的解决办法。

无线和移动设备及技术会对医疗健康产业产生重大的影响，可使远程医疗监测、咨询和诊疗更加灵活、方便。移动健康通过及时的医疗信息服务为解决医疗资源短缺问题提供了空前的机会。越来越多的数据表明，移动健康通过它的低成本、高效、广泛应用，在许多医疗资源匮乏的地区，改变了医疗的传递方式。但同时也存在一些挑战。

健康信息系统的一个最主要挑战是可扩展性和可持续性，特别是在急需初级卫生保健信息的经济落后地区。健康信息系统如何能够辐射到偏远的农村，如何利用移动通信技术收集、处理、分发健康数据，也是挑战之一。

移动设备正在高速地进入医疗健康领域，对于临床医生和消费者日益成为一种日常必需的健康管理工具。但人们对移动便携式设备对于保证人体健康的认识、设备开发与供应商对设备开发供应机会的把握、与服务提供者的知识和能力相关的服务质量、信息系统的整合和信息服务的互通互认、传递的医疗健康信息的管理、减低使用设备的风险等，都是应解决的问题。

移动健康的发展趋势为：针对远程用户应能进行随时随地的、不受时间和空间限制的、没有信息限量的传递交换多种类的和可靠的用户资料视频、生理参数、伤检分类、数据和交流，开展诊断、治疗、干预，实现无缝隙的健康管理。

智能健康管理领域主要瞄准移动健康的移动、实时、可靠等关键需求，集成创新基于无线局域网络和移动网络的医疗健康数据安全高效传输技术，包括可靠无线信道编码技术、移动数字医疗数据传输协议、可靠的无线路由和多网接入技术、智能移动多媒体健康终端开发技术等。

（三）我的健康

我的健康也是智能健康的意思。受消费者对远程医疗服务的需求、对健康生活和健身的增长意识和需求推动。我的健康的研究方向主要为：瞄准其海量、异构、智能、个性化服务等关键需求，创新性地研究并建立以组织化医疗中心为龙头的、区域一体化协同的、交互式诊断与干预的智能健康管理服务体系，实现对全人、全程、全方位的健康管理。主要包括心脏病、糖尿病等常见重大疾病的特征参数与诊断模式技术、具有自主知识产权的居民健康档案规范和统一数据交换技术、健康数据中心的云存储技术、区域化协同健康服务体系的云计算技术、多源异构数据融合和智能数据挖掘技术、移动健康管理的多媒体交互技术、数字健康的信息安全体系等。

第四节　我国健康管理发展

一、健康管理在中国的现状

（一）市场需要是健康管理行业兴起的基础

尽管 20 世纪 60 年代就有医生采用健康危险评估的手段来指导患者进行自我保健，但健康管理作为一门学科及行业是最近二三十年才兴起的。如同其他行业的兴起一样，健康管理行业的兴起也是由于市场的需要所促成的，特别是由于人的寿命延长和慢性疾病发生的增加以及由此造成的医疗费用大幅度持续上升，控制医疗费用并保证个人健康利益的需求推动了健康管理的发展。

以人的"个性化健康需求"为目标，系统、完整、全程、连续、终身解决个人的健康问题的健康管理服务显然在中国有着巨大的需求及潜力，也正在逐步吸引着越来越多的投资，产业前景远大。近两年来国内专业健康保险公司的出现及发展趋势，已经显示出为健康管理买单的苗头。不难预见，随着市场环境的日趋成熟，专业人才的不断成长，市场需求和服务资源的有效整合，以及保险业、信息产业和健康管理产业的联合与互动，将有力推动和加速健康管理产业的市场化进程，具有中国特色的健康管理运营模式和服务体系将逐步建立并发展、完善，成为中国健康产业的重要组成部分。

（二）专业人员匮乏

健康管理是一门综合性的交叉学科，涉及预防医学、临床医学、社会科学等领域，其中，循证医学、流行病学、生物统计学、生物信息学、健康促进学（包括心理学、社会学、行为科学等）、运动学和营养学都是与健康管理密切相关的重要学科。既往并无高校培训健康管理专业人才，需要这方面人才的各大医院有的是招聘即将毕业的医学方面的大学生，再专门请专家进行这方面的单独培训，不过更多的是从业人员边做边学。

二、健康管理在中国的应用前景

健康管理的目的就是通过调动个体和群体及整个社会的积极性，最大限度地利用各种有效资源来控制疾病，达到健康促进的最大效果。通常，对评价个体给予了评价结果又进行了健康教育的效果好于只给予评价结果，进行了健康危险评价又给予了评价结果效果好于只进行健康危险评价。健康管理在中国具有广泛的应用前景，它能帮助医疗机构、企业、健康保险公司以及社区、集体单位采用一种有效的服务手段对个人的健康进行个性化的管理，以起到有效预防疾病、节约医疗开支的良好作用。

（一）健康管理在健康保险中的应用

事实上，在美国首先广泛应用健康管理服务的正是保险行业。控制投保人群的健康风险、预测投保人群的健康费用，是健康管理在保险行业中的主要"用武之地"。2005 年，我国第一家专业健康保险公司开业。随着人保健康业务的不断展开和逐渐深入，该公司指出：从健康保险的经营目标看，健康管理通过提供专业化、个性化的健康管理服务，可以满足健康服务的需求；通过实施专业化的健康诊疗风险控制，可以降低保险公司的赔付率，扩大利润空间。由此不难预计，不远的将来健康管理在健康保险中将扮演越来越重要的角色。

（二）健康管理在企业中的应用

企业人群是健康管理的又一重要目标人群。据国外的实践经验，健康管理在企业的应用主要在企业人群健康状况评价、企业人群医疗费用分析与控制、企业人力资源分析等三个方面，其出发点及归宿点都是为了企业生产效率和经济效益的提高以及竞争力的增强。美国健康与生产效率管理学会对此进行了精辟的论述："健康与生产效率整合与员工健康有关，从而影响其工作绩效的所有数据和服务，它不仅测量健康干预措施对员工健康的影响，还测量干预措施对企业生产效率的影响。"当前，越来越多的国内企业认识到员工健康对于企业的重要性，疾病预防而非治疗获得了企业广泛的关注和认同。不少企业已将员工定期体检作为保障员工健康的一项重要举措。部分企业引入了员工健康风险评估项目。随着健康管理服务的不断深入和规范，针对企业自身的特点和需求，开展体检后的健康干预与促进，实施工作场所的健康管理项目将是健康管理在企业中应用的主要方向。

（三）健康管理在社区卫生服务中的应用

社区卫生服务在我国的医疗卫生体系建设中扮演着重要角色，是人民群众接受医疗卫生服务的"守门人"，是二级医疗卫生体系的网底，也是社区发展的重要组成部分。在确保到 2025 年实现人人享有基本医疗卫生服务上，健康管理可以为社区卫生服务在以下三个方面提供帮助：①识别、控制健康危险因素，实施个性化健康教育；②指导医疗需求和医疗服务，辅助临床决策；③实现全程健康信息管理。健康管理个性化的健康评估体系和完善的信息管理系统，有望成为社区利用健康管理服务的突破点和启动点。

总之，健康管理在我国属新兴学科，尚存在不少问题，但是已经呈现出蓬勃发展的势头，发展前景巨大。在政府管理部门、医学院校及科研单位、各级医院等相关工作者的共同努力下，我国健康管理将会日益完善并形成体系。健康管理的发展与实践，将使得国民的健康观念得以进一步提高，减少疾病的发生，延长国民寿命，提高健康水平，同时也可以减少医疗卫生资源的浪费，减轻经济和社会负担。

目标测试

1. 选择题

李女士，50 岁，某公司业务主管，硕士研究生，有城镇职工医疗保险和商业保险。近年来，因工作繁忙，运动量少，且因工作关系经常饮酒，无吸烟史。体检发现，血压 160/90mmHg，空腹血糖 6.9mmol/L。请问，李女士没有的健康危险因素有（　　　）

A. 高血压　　　　　　B. 肥胖　　　　　　C. 高血糖

D. 高血脂　　　　　　E. 饮酒

2. 简答题

(1)健康管理的基本步骤是什么?

(2)健康管理的常用服务流程是什么?

第二章
健康管理的基本策略

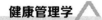
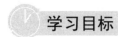

学习目标

1. 了解健康管理策略的概念与分类；
2. 了解亚健康状态、慢性病、灾难性病伤、残疾人的健康管理概念；
3. 掌握亚健康状态、慢性病、灾难性病伤、残疾人的健康管理核心要点与目标；
4. 亚健康状态、慢性病、灾难性病伤、残疾人的健康管理策略和实施步骤。

第一节　健康管理策略概述

一、健康管理策略的基本概念

策略一般是指可以实现目标的方案集合，就是为了实现某一目标，首先预定根据可能出现的问题制订若干对应的方案，并且在实现目标的过程中根据形势的发展和变化优化方案，并最终实现目标。

健康管理策略是以预防疾病促进健康为目标而制定的策略，可以从宏观和微观两个方面去理解。宏观的健康管理策略，通常是指国家医疗及健康服务的总体方向、目标和工作重点以及对国家总体健康资源的管理策略。微观的健康管理策略主要是以个体或群体为对象，针对个体或群体存在的健康问题制订的促进健康、预防疾病的管理方案。本章讨论的主要是微观的健康管理策略。

二、健康管理策略的分类

微观健康管理策略主要包括生活方式管理、需求管理、疾病管理、灾难性病伤管理、残疾管理和综合的群体健康管理等。

（一）生活方式管理

生活方式管理主要关注个体的生活方式、行为可能带来的健康风险，这些行为和风险将影响他们对医疗保健的需求。生活方式管理使用对健康或预防有益的行为塑造方法，促进个体建立健康的生活方式和习惯，以减少健康风险因素，帮助个体做出最佳的健康行为，选择调动个体对自己健康的责任心，通过采取行动降低健康风险和促进健康行为来预防疾病和伤害，因此生活方式管理的效果取决于如何使用干预技术来激励个体和群体的健康行为，生活方式管理的策略也可以是其他健康管理的基本组成部分。

1. 生活方式管理的概念

生活方式即人们采取的生活模式，包括饮食结构、工作、睡眠、运动、文化娱乐、社会交往等诸多方面，它以经济为基础，以文化为导向，其核心要素是生活习惯，受价值观、道德伦理等影响较大，与健康密切相关。

生活方式管理是通过健康促进技术来保护人们，使其远离不良行为，减少健康危险因素对健康的损害，预防疾病，改善健康。它的核心就是通过科学的方法指导或帮助人们矫正不良的生活方式。

2. 生活方式管理的特点

(1)以个体为中心。强调个体的健康责任和作用，由于不同的文化背景，使人们在情绪、爱好、价值取向方面有所不同，因而生活习惯、风度气度也有所差异，生活方式是由人们自己来掌控的，选择什么样的生活方式纯属个人意愿。

(2)以健康为中心。在健康管理过程中，要始终以人的健康为中心，树立科学的生活方式，构筑健康的四大基石，即合理的膳食、适量的运动、戒烟限酒、心理平衡。

(3)形式多元化。在实际应用中，生活方式的管理可以以多种不同的形式出现，也可以融入健康管理的其他策略当中去。不管应用了什么样的方法和技术，生活方式管理的目的都是通过相同的，即通过选择健康的生活方式，减少疾病的危险因素，预防疾病或伤害的发生。

3. 生活方式干预技术

(1)教育。教育的重点是教育人们树立健康意识，促使人们改变不健康的行为生活习惯，养成良好的行为生活习惯，以减少或消除影响健康的危险因素，将生活管理策略通过教育的手段实施，是干预技术中最直观的方式。

(2)激励。激励是组织通过设计适当的外部奖酬形式和工作环境，以一定的行为规范和惩罚性措施，借助信息沟通来激发引导保持和规范组织成员的行为，以有效实现组织及其个人目标的过程。在行为干预过程中，通过正面强化、反面强化、反馈促进、惩罚等措施来进行行为矫正，达到干预的最终目的。

(3)训练。训练是通过一系列的参与式训练与体验培训，使个体掌握行为矫正的技术，通过训练使个体有计划、有步骤地学习和掌握生活方式的管理技术，不断提升个体的生活方式管理，这是生活方式管理干预技术中最高效的技术。

(4)营销。营销是利用社会营销技术推广健康行为，营造健康的大环境，促进个体改变不健康的行为，是生活方式管理干预技术中最具社会性的手段。营销的前提是明确社会群体中不同人群的不同需求，并抓住不同人群的不同需求。一般来说营销可以通过社会营销和健康交流，帮助建立健康方案的知名度，增加健康管理方案的需求和帮助直接改变不良的生活方式行为。

（二）需求管理

以人群为基础，通过帮助健康消费者维护健康以及寻求适当的医疗保健来控制健康消费的支出和改善对医疗保健服务的利用。需求管理试图减少人们对原以为必需的、昂贵的和临床上不一定有必要的医疗保健服务需求。需求管理一般使用电话互联网等远程病人管理方式，来指导个体正确地利用各种医疗保健服务来满足自己的健康需求。

1. 健康需求管理的概念

（1）人的需求。按其重要性和层次具有一定的次序，从低到高可分为生理需求、安全需求、社交需求、尊重需求和自我实现需求。当人的某一级的需要得到最低限度满足后，才会追求高一级的需要，如此逐级上升，成为推动继续努力的内在动力。需求是健康管理产生的动力。

（2）健康需求。这是指从经济和价值观念出发，人们愿意而且有经济消费能力的相关卫生服务量。个体层次健康需求有两种类型：一种是由需要转化而来的需求，主要取决于个体的自身健康状况，是个体依据实际健康情况与理想健康状况之间存在的差距，而提出的对预防保健医疗康复等卫生服务的客观需求，与居民本身是否察觉到有某种或某些健康需求有关，还与其收入水平、社会地位、享有健康保健制度、交通便利程度、风俗习惯以及医疗卫生机构提供的服务类型和质量等多种因素有关；二是没有需要的需求，通常由不良的就医和行医两种行为造成，如大处方、延长不必要的住院时间、做不必要的检查等。

（3）健康需求管理。主要指通过为人们提高各种可能的信息和决策支持、行为支持以及其他方面的支持，帮助其在正确的时间、正确的地点寻求恰当的卫生服务、指导个人恰当地选择医疗保健服务，其实质是通过帮助消费者维护自身健康以及寻求恰当的医疗保健来控制健康消费的支出和改善对医疗保健的利用。健康需求管理并非不让人们利用卫生服务，而是要人们减少不合理的和非必需的对医疗保健服务的利用，帮助人们维护自身健康和更合理地利用医疗卫生服务资源。

2. 健康需求管理实现途径

健康需求管理主要有两种实现途径，一种是通过对需方的管理来实现，另一种是通过对供方的管理来实现。前者主要包括寻求手术的替代疗法，帮助患者减少特定的危险因素，并采纳健康的生活方式，鼓励自我保健干预等；后者可通过对患者进行健康教育，提倡对医疗服务的理性消费，提供24h电话免费咨询服务，通过互联网等多种管理方式来指导个体正确地利用各种医疗保健服务来满足自己的健康需求。

3. 健康需求管理方法

健康需求管理通过一系列的服务和手段，影响和指导人们的卫生保健服务需求，帮助解决一些就医和健康管理等方面的问题。通常采用的方法包括如下内容。

（1）自我保健服务。包括电话咨询、临床体检、解答寻医问药等。

（2）就医服务。为门诊患者指定专家、定时间、定地点，给予绿色通道，挂号预约，专家陪同就医，帮助取药，联系住院床位等。

（3）转诊服务。包括联系医疗机构、预约专家等相关业务。

（4）数据库服务。提供基于互联网的卫生信息数据库服务。

（5）健康课堂。定期派出专家到客户、企业进行咨询、指导、讲课等。

另外，健康管理专业人员还可以通过提供自助决策支持系统和行为支持，使个人更好地利用医疗保健服务，为消费者在正确的时间、正确的医疗机构，选择正确的健康服务类型。

（三）疾病管理

疾病管理着眼于一种特定疾病，为患者提供相关的医疗保健服务，目标是建立一个实施医疗保健干预和人群间沟通与强调病人自我保健重要性相协调的系统。该系统可以支持良好的医患关系和保健计划。疾病管理强调利用循证医学来指导和增强个人能力，预防疾病恶化。疾病管理以改善病人健康为基本标准来评价所采取行动的临床效果、社会效果和经济效果。

1. 疾病管理的概念

根据美国疾病管理协会（disease management association of america，DMAA）的定义，疾病管理是一个协调医疗保健干预和与人沟通的系统，强调患者自我保健的重要性，疾病管理支撑医患关系和保障计划，强调应用循证医学和增强个体能力的策略来预防疾病的恶化，它以持续性改善个体或群体健康为基准来评估临床人文和经济方面的效果。从DMAA的观点看，疾病管理是一种产业，也是健康管理的一种策略和方法，应用这种方法可以为人们提供最好的个体对个体的卫生保健实践。

疾病管理策略是以系统为基础的疾病管理，是以疾病发展的自然过程为基础的综合的一体化的保健和费用支付体系。其目的是改善患者的健康状况，减少不必要的医疗费用并以循证医学为基础，通过确定目标进行临床综合分析，协调保健服务和提供医疗支持。

2. 疾病管理的特点

疾病管理是一种国际通行的医疗干预和沟通辅助系统，通过改善医生和患者之间的关系，制订详细的医疗保健计划，以循证医学方法为基础，对于疾病相关服务提出各种有针对性的建议、策略来改善病情或预防病情加重，并在临床和经济结果评价的基础上，达到不断改善目标人群健康的目的。

其特点包括：①目标人群是特定疾病的个体，疾病管理以人群为基础，重视疾病发生发展的全过程管理，强调预防保健医疗等多学科的合作，提倡资源的早利用，减少非必需的医疗花费，提高卫生资源和资金的使用效率；②关注个体或群体的连续性的健康状况与生活质量，不以单个病例或单次就诊事件为中心；③强调医疗卫生服务及干预措施的综合协调。疾病管理关注健康状况的持续改善性过程。而大多数情况下，医疗卫生服务系统的多样性和复杂性，使协调来自多个服务提供者的医疗卫生服务和干预措施的一致性和有效性相对艰难。

3. 疾病管理方式

疾病管理强调注重临床和非临床相结合的干预方式，任何时候这两种干预方式都能发挥其积极的影响。理想情况下，疾病管理可以预防疾病恶化并减少昂贵的卫生资源的使用，把预防手段和积极的病例管理作为绝大多数疾病管理计划中两个重要组成部分。

（四）灾难性病伤管理

灾难性病伤管理是指为发生灾难性病伤的患者及其家庭提供的各种医疗保健服务，是疾病管理的一个特殊类型。这里的灾难性有两层含义：第一层含义是指重大疾病对患者的身体损伤是灾难性的，如罹患肿瘤、脏器衰竭、严重外伤；第二层含义是指所患疾病需要的医疗费用支出金额巨大，对患者家庭造成灾难性影响。巨大医疗支出也被称为灾难性医疗保健支出，因此灾难性病伤可指对健康的危害十分严重，也可指其造成的医疗卫生花费巨大，常见于肿瘤、肾衰竭、严重外伤以及突发公共事件等情形。灾难性病伤是十分严重的病伤，管理复杂，经常需要多种服务和转移治疗地点，与普通慢性病在强度和效果方面具有的可预知性不同，灾难性病伤的发生和结果都比较难以预测。

（五）残疾管理

残疾管理是试图减少工作地点发生残疾事故的频率和费用代价，并从雇主的角度出发根据伤残程度分别处理，以尽量减少因伤残造成的劳动和生活能力下降，残疾管理的具体目标是：①防止残疾恶化；②注重残疾人的功能性能力恢复，而不仅仅是病人病痛的缓解；③设定残疾人实际康复和返工的期望值；④详细说明残疾人今后行动和限制事项，以及可行事项；⑤评估医学和社会心理学因素对残疾人的影响；⑥帮助残疾人和雇主进行有效的沟通；⑦有时需要考虑残疾人的复工情况。

（六）综合的人群健康管理

综合的人群健康管理是通过协调以上五种健康管理策略，来对人群中的个体提供更为全面的健康和福利管理，这些策略都是以人的健康需要为中心而发展起来的。

健康管理在中国还处于起步阶段，多数健康管理公司主要开展了生活方式管理、需求管理和疾病管理。随着健康管理在中国发展，灾难性病伤管理、残疾管理和综合的群体健康管理也会逐步开展。

第二节　亚健康状态
健康管理主要策略

亚健康是目前在社会上比较常见的状况。亚健康介于健康与疾病之间，处于亚健康的人会出现轻度的不适，但是又没有特别明显的病理体征，因此往往会被人们所忽略，以致引发更严重的后果，目前应对亚健康最常用的是生活方式管理策略。

一、亚健康状态概述

亚健康状态是指人体既不健康也没患病，而是处于一种健康和患病的中间状态，且可逆双向转化。临床表现为精神不振、情绪低落、反应迟钝、烦躁、易怒、失眠、健忘、食欲不振、皮肤干燥等，也有一些人表现为情绪紧张、心情郁闷、注意力不集中、工作效率低下、周身酸痛、倦怠少言等。亚健康状态，经过积极的综合防治干预措施，可以恢复到正常状态。若忽视保健，不注意防病，随时可以转化为疾病，这种介于健康和疾病之间的状态，有些学者也称其为第三状态、非健康和灰色状态。亚健康状态产生的原因主要有以下几个方面。

1. 饮食结构不合理

一项对学龄前儿童、中小学生、城市上班族、新婚夫妇、城市情侣、城市居民等不同群体的调查显示，大部分人群都不同程度存在饮食结构不合理的问题；公众对饮食健康知识普遍缺乏；家长的喂养理念存在误区，强迫喂养问题较普遍。

2. 生活不规律

生活不规律，休息不足而引发的过度疲劳表现为三个阶段：第一阶段是感觉异常，自觉疲劳，食欲下降，睡眠欠佳，学习效率差，对活动不感兴趣，有厌倦情绪；第二阶段是体重下降，脉搏较快，心脏机能试验有不良反应，易疲劳，恢复慢，工作能力下降；第三阶段是各内脏系统功能紊乱失调。对生活无规律、休息不足引发的过度疲劳进行健康管理的关键是早发现，及时处理。

3. 压力过大

压力过大会造成注意力不集中，记忆力下降，理解力、创造力下降；经常担忧，烦躁不安，焦虑。会使人体对烟、酒、茶、咖啡的依赖性增加，出现强迫行为。最明显的反应就是肌肉紧张、心跳加快、血压升高、出汗等症状。

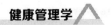

4. 长久的情绪问题

焦虑是预感到将要有不利情况发生，而自身难以应付的紧张状态。最好的调整方法就是科学合理地安排工作、学习时间，工作 1h 左右要到外面放松放松，最好能去广场跑跑跳跳；晚上不要熬夜，应早睡早起，保证 6~7h 的睡眠时间。

5. 不良的环境因素

大气污染、长期接触有毒有害物质也会出现亚健康状态。随着社会竞争的日趋激烈，生活节奏的逐步加快，越来越大的压力导致人们的生活、工作和行为方式等发生了极大的改变，其中起居无常、饮食失调、运动不足等不良生活方式以及学习工作竞争激烈容易引起情绪应激，成为导致亚健康状态的重要原因之一。

二、亚健康状态生活方式管理核心要点

1. 强调个体的健康责任和作用

我们可以告诉人们哪些是有利于健康的生活方式，比如应该坚持运动、戒烟、不挑食等，我们也可以通过多种方法和驱动帮助人们做出决策，比如访谈、讲座、俱乐部提供条件，供大家进行健康生活方式的体验，指导人们掌握改善生活方式的技巧等。但这一切都不能替代个人做出选择何种生活方式的决策。所以我们要反复地向服务对象强调个体对于健康负主要责任。

2. 全过程强调预防为主

预防是生活方式管理的核心，其含义不仅仅是预防疾病的发生，还在于逆转和延缓疾病的发展历程，我们能够通过对自己生活方式的调整，适当采取保障措施最大限度地促进自身健康。处于亚健康状态的人不少，他们对自己的身体状况是缺乏客观认识的，也不具备应有的自我保健意识，所以对亚健康人群的健康干预就是使人们在亚健康状态时就进入疾病预防阶段，介入健康向疾病发展的进程中，使其向健康方向转化，减少人群疾病的发病率。

3. 强调多种方式和手段的综合运用

亚健康是处于身体健康和不健康的一个临界状态，机体没有任何的器质性病变，但是出现了功能性改变，生命质量较差。需要通过饮食、运动、情绪、起居等多方面的健康生活方式来进行调整。同时还可以结合需求管理、疾病管理帮助人们更好地选择食物，提醒人们定期进行预防性的医学检查等。

三、亚健康状态生活方式改变模式与策略

行为改变理论发展的理论模式已经被广泛研究和应用。超理论模式认为健康行为的改

变和进步要经历几个阶段，行为阶段模型认为可以把人的行为分割成一些阶段，每个人处于不同的阶段中，而且人们可以在不同的阶段之间移动来实现期望要做的行为，行为阶段模型设计的干预措施，是在不同的行为阶段采取特定的干预。

1. 分阶段行为改变模式

健康行为的改变和进步按照行为阶段模型可以划分成不同的阶段，每个人的行为在不同时期处于不同的阶段，人们的行为可以在不同的阶段之间移动，不同阶段的行为干预需采取不同的干预措施。目前，已得到广泛认可的行为改变分为考虑前期阶段、认真考虑阶段、准备阶段、行动阶段和维持阶段，也有人将其分为意向前期、意向期、准备期、行动期和维持期。

(1)考虑前期阶段(意向前期)。这时当事人并没有打算在近期内改变自己的某种行为方式，他们通常会把改变的期限定为 6 个月内，处于当前阶段的亚健康人群一般并不认为自己的行为方式存在着什么不妥。

(2)认真考虑期(意向期)。这时人们往往已经意识到他们的行为方式存在着很大的问题，如亚健康人群已经意识到自己有失眠、厌食或者无法集中精力的表现，而且准备在近期内(一般为 6 个月内)对自身行为做出改变。

(3)准备阶段(准备期)。这时人们希望马上改变自身的行为方式，通常期限在下个月内或者是他们目前已经在尝试着对自身行为方式做零星的改变，如减少每天的吸烟量，或者是偶尔参加一些户外有氧活动。

(4)行动阶段(行动期)。这时人们往往会为自己制定某个指标水平，如每周锻炼 3 次，每次 20min 或者更长时间，或是 6 个月内不喝咖啡，并积极地改变着自身的行为。

(5)维持阶段(维持期)。这一时期是一个人对自身行为的改变已经维持了一段时间。在实际操作中，我们通常把这一时间定为 6 个月或更长，我们就认为它目前处于维持阶段。

通常人们处于前几个阶段的时间会相对长一些，而且往往会在行动阶段或者维持阶段功亏一篑，而不得不再次重复前面几个阶段，即考虑前期阶段、认真考虑阶段、准备阶段。

2. 不同阶段行为改变措施与方法

根据行为改变的阶段变化模型，每个个体能否从一个阶段过渡到另一个阶段取决于每个阶段的认知过程，认知过程和 5 个变化阶段的整合才能有效促进个体行为的改变。个体的认知过程共有 10 种，包括知觉因素和行为因素两大类，前者包括对特定行为的意识觉醒、情感体验，对自我和周围环境的自我评价，以及自我决议，后者包括反制约、社会支持关系、强化管理、对行为改变的承诺和刺激控制。具体来说对特定行为的后果的知觉、情感体验，以及对周围环境的再评价决定了个体是否进入觉醒阶段。对行为改变的价值和个人目标的探索以及对自我的再评价，促使个体从觉醒阶段发展到行为阶段，最后强化管理、刺激控制和社会准则变化的知觉，导致个体最终从改变阶段发展到维持和巩固阶段，因此有效的行为干预方案，不仅应充分考虑到个体当前所处的改变阶段，还要根据实际情况采取与个体所处阶段相匹配的预防干预方案。

当个体处于改变的早期阶段时，干预方案应着重于提升个体对健康危险性的意识并学习有效的预防方法，当个体处在干预的中期阶段时，应着重于帮助他们分析行为改变的益处和代价，而对于所处改变后期的个体干预方案，应重点强调奖励以新行为代替旧行为以及避免出现行为的反复，了解个体行为改变的动机，以此确定适合个体的干预措施和方法。行为改变过程及其常见的干预方法包括如下几个方面。

(1)意识觉醒。指提高亚健康人群对自身不良生活方式及其结果的感知，消除对不良行为的意义和有关问题的认识，发现和学习改变行为的新思路和方法，可应用健康咨询、媒体宣传等办法进行干预。

(2)情感体验。在亚健康人群行为改变初期会出现一些负面情绪，而减轻负面情绪有利于行为矫正，可用方法主要是行为治疗，如角色扮演、成功实例见证等。

(3)自我再评价。请对方从认知和情感方面评估自己有某种不良习惯和无某种不良习惯自我意象的差异，自我价值认定、健康角色模式和心理意向等技术有助于完成这一过程。

(4)环境再评价。从认知和情感方面评估某些习惯对社会的影响，也包括对他人所起到的好的或者不好的角色示范的感知，可采用同情训练和家庭干预等方法进行干预。

(5)自我决议。指人们改变行为的信念与落实信念的许诺。

(6)关系帮助。为不良生活方式行为的改变寻求和使用社会支持、家庭支持、同伴帮助、电话咨询是获得社会支持的有效途径。

(7)反制约学习。用健康的行为替代不健康的行为，可应用放松、厌恶和脱敏疗法。

(8)增强管理。适时地在一定的行为改变方向上提供结果，强化这一时期，可用行为契约策略。

(9)刺激控制。去除强化不健康行为的暗示，激励有利于健康的改变，可通过环境再造、自我帮助小组等方法实现干预。

(10)社会解放。社会规范是所有人行为的变化向着有利于健康的方向发展，可应用政策改变或健康促进方案达到。

四、亚健康状态生活方式管理策略步骤

(一)收集资料，了解生活方式

在进行生活方式管理前，首先要了解管理对象的生活方式，包括饮食起居、运动、娱乐爱好，还要了解管理对象的价值取向和对健康行为的态度：①食物结构，进食频率和量以及口味等；②运动项目频率和量等；③起居作息时间；④是否吸烟，吸烟的品种，每天吸的量，开始吸烟的年龄，吸烟的年限，是否饮酒，酒的品种，每天饮的量，开始饮酒的年龄，饮酒的年限等。

（二）评估行为危险因素

根据管理对象的生活方式分析判断存在的健康危险因素，如三餐时间不规律、摄入量过多或者不足，睡眠时间不够，不参加运动，工作压力大，长期紧张等。

（三）判断行为改变所处的阶段

在使用行为改变阶段模型时，要评估确定管理对象所处的行为改变阶段，应该先做一些小调查，比如用简短的谈话或问卷调查来了解人们所处于哪个行为改变阶段，然后针对每个具体的人所处的阶段，确定有针对性地帮助其改变行为的方法。

在实际工作中阶段评估仅适用于对管理对象初次进行行为干预的行为所处阶段评估，多数情况下阶段评估以沟通的方式完成，不宜过多使用问卷，过多使用问卷调查会增加管理对象合作的障碍，口头沟通形式更有利于健康管理师了解具体情况，包括管理对象个人对事物的认识、理解和态度，而问卷无法代替人与人的沟通。此外，面对面的沟通会增进彼此了解，有利于管理对象建立良好的依存性。

（四）制订和实施管理计划

根据个体行为改变所处的阶段提出阶段计划并与管理对象进行沟通，在计划实施过程中将行为的改变与管理对象本人的自我主观感受和相关指标的调整相联系，有利于增强管理对象执行计划的信心，也有利于提高计划的执行率，在管理对象接受行为改变的建议并尝试进行行为改变后，应当为管理对象制订该行为改变的计划阶段，并鼓励其付出行动。

生活方式管理的成败在很大程度上取决于被管理者对管理计划的参与和配合程度的高低，多数不良的行为和生活方式是人们长期养成的生活习惯，是经常性的固定行为习惯，要改变它并非易事，所以健康管理者在帮助建立健康的生活方式时不能急于求成，设置管理目标要兼顾理想与现实，注意可操作性，并且在开始时要重点选择优先改变的项目，以后逐渐增加。此外生活方式管理一般需要较长的时间才能出现管理效果，所以管理者和管理对象都应该要有耐心，但改变不良的生活方式是防治许多疾病的有效方式，一旦显效其效果稳定而长久，具有较好的预防价值。

（五）判断行为改变所处阶段

案例

何某，男，34岁，某公司高管，某健康管理公司会员。

体检结果：血压131/79mmHg；BMI 27；有肩周炎、痔疮病史；肝胆、胸腔等常规检查无异常。健康管理师通过长期与何某沟通发现，何某长期家庭、工作压力较大，经常顾不上吃早餐，长期坐办公室，不运动，经常带团队熬夜加班。近期何某忽然主动联系健康管理师，自述有晨起眩晕、浑身无力疲惫，经常感觉全身关节、肌肉生硬，活动受限。

根据何某的生活方式、行为危险因素，制订和实施干预计划。

在上述案例中，目前何某处于意向期，已经意识到自己生活行为方式存在着很大的问题而且准备在近期内对自身行为做出改变。故准备采用社会解放策略，鼓励和帮助对方做出承诺，增加自我效能，选定锻炼课程。

（1）何某本人对该危险因素的认知和理解。目前处于初步认知状态，知道自己很多生活方式是不对的，目前的生活方式已经影响到了自己的健康，但具体影响到哪些方面不清楚，对自己未来的健康与正确生活方式没有认知。

（2）获取家庭帮助。大部分家人都知道服务对象的生活习惯不好，压力很大，但不知道如何劝说，也没有过多好的建议。可以将干预方案提前告知家人，帮助获取家庭支持。

（3）教育。在让服务对象充分认识亚健康人群疾病风险的基础上，积极改变生活方式。首先，要做到劳逸结合规律休息，制订一个计划，每周抽出一定时间进行适合自己的身体锻炼；其次，要有合理的膳食结构和规律的饮食习惯，饮食要粗细搭配，对高脂、高蛋白等高热量饮食要适当控制，避免暴饮暴食，限烟限酒，防止工作过劳，正确面对来自工作上的压力，做到统筹安排，以积极的心态迎接工作中的挑战，定期进行体检，及早了解机体是否处于转归状态。

（六）制订和实施干预计划

提出分阶段计划并与管理对象进行沟通，在管理对象接受行为改变的建议并尝试进行行为改变后，为管理对象制订该行为改变的阶段计划，有利于行为的进一步改善。

1. 基本内容

（1）膳食指导。进行膳食调查分析，由营养师制订个性化的饮食方案，根据各种危险因素的营养治疗原则制订营养干预方案，制订中医食疗方案，指导合理平衡膳食。

（2）运动技能和方法指导。根据个体情况指导开展运动项目，由运动专家对运动方式方法以及运动不适时的紧急处理进行指导，通过佩戴能量仪对运动和能量消耗进行分析，帮助确定有效的运动方式和时间。

（3）心理辅导。由心理专家根据个体情况进行心理咨询辅导，缓解心理压力。

（4）中医疗法。首先用专业软件进行中医体质辨识，根据个人体质、健康状况、季节等因素，由中医专家制订个性化的中医药养生调理方案，进行中医养生指导。结合健康需求进行推拿、按摩、刮痧、拔罐，调理机体功能，改善机体不适状况。

（5）物理疗法。结合健康需求，用物理疗法改善局部的不适感及症状，如肩、颈、腰、腿痛等。

（6）保健品选择。根据个体健康状况指导选择适宜的保健食品、用品，讲解保健品的使用方法和功效。

（7）牙齿保健。指导其在专业口腔医疗机构每年进行一次口腔检查与清洁牙齿。

（8）定期进行健康改善评估。

2. 主要措施

在日常随访中跟进管理对象对此危险因素改变的想法，并了解近期生活、工作、家庭、心理变化情况。通过生活情况跟进了解管理对象对生活方式转变的关注程度是否加深，可以通过制订运动记录表、睡眠记录表等方式监督执行。进行适当指导，强调措施的可行性和易接受性，比如每天多睡一小时，多吃一顿早饭，可以使多巴胺释放增多，增加抗压能力等。多方面收集管理对象饮食信息、生活信息、运动信息，不仅要听本人反馈，还要听其家人或同事对其状态改变的反馈。对管理对象取得的任何进步给予积极肯定，并及时向其家人或单位进行反馈，以取得管理对象进一步改变行为的信心。

第三节　慢性病健康管理策略

慢性病已成为21世纪危害人们健康的主要问题，近年来，我国慢性病发病死亡率持续上升，心脑血管疾病、癌症、糖尿病等慢性病，已成为严重威胁人们身体健康和生命安全的主要疾病，同时造成医疗费用不断增加。目前在慢性病健康管理方面最常用的是疾病管理、生活方式管理和需求管理三种策略相结合的方式。本节重点阐述疾病管理策略。

一、慢性病健康管理概述

慢性非传染性疾病（NCD）简称慢性病，是病程长，缺乏明确的病因证据，发病后难以痊愈，可终身带病的一大类疾病的概括性总称。通常指以心脑血管疾病、肿瘤、糖尿病、慢性阻塞性肺疾、慢性牙病、骨质疏松症、神经精神病、慢性肝肾疾病、慢性骨关节病、良性前列腺肥大和先天异常等为代表的一组疾病，具有病程长、病因复杂、健康损害和社会危害严重等特点。慢性病发病与生活方式和心理因素密切相关，同时具有流行广、治疗费用高、病死率和伤残率高的特点。现阶段国内外大量研究结果已经表明，慢性病是可防可控的，通过开展全人群的健康促进、开展高危人群和患者的健康管理等干预活动，可以有效地预防和控制慢性病的发生发展，降低慢性病的发病率，控制和稳定病情。

慢性病是在多个遗传基因轻度异常的基础上，加上不健康的生活习惯和饮食习惯，长期紧张疲劳，忽视自我保健和心理应变平衡逐渐积累而发生的疾病。其中生活习惯是主要原因，即使有慢性病的遗传背景，最终发病与否大部分取决于生活习惯。在我国，随着人口的老龄化以及社会经济发展所引起的人们生活方式与习惯的变化，慢性病已成为影响人民健康和死亡的首要原因。慢性疾病与生活方式的关系有一些共同的特点，都与不健康饮食体力活动减少、吸烟饮酒、长期精神紧张、心理压力大等几种危险因素有关，所以对这些慢性病的规范化管理即对慢性病采取综合防治管理措施，是实现以预防慢性病发生与发展为目的的一种健康工作方式。

慢性病健康管理的目的是通过有针对性的、系统的健康管理活动，使管理对象增加健康知识，纠正其不健康的生活方式，自觉地采纳有益于健康的行为和生活方式，坚持合理药物治疗，以达到促进健康，延缓慢性病进程，减少并发症，降低伤残率，提高生活质量的目的。通常慢性病管理周期至少为1年，其中包括3个月的强化管理和9个月的巩固期以及随访管理。慢性病专项干预的技术依据应为国家制定的相应技术指南。

二、慢性病健康管理策略与步骤

目前对于慢性病健康管理主要运用疾病管理的策略。疾病管理主要利用一定的管理方式来指导个体恰当地利用各种医疗保健服务，针对小病提供自助决策和行为支持，使个人更好地利用医疗卫生保健资源，维护自身健康，寻求恰当的卫生服务控制卫生成本，或通过决策支持信息系统等帮助个人，使其可以在合适的时间、合适的地点获取合适的服务。

疾病管理策略是为患有特定疾病（如慢性病）的人提供需要的医疗保健服务，主要是在整个医疗服务系统中为病人协调医疗资源，强调病人自我保健的重要性，实质上是病人的自我管理，病人必须监督自己的疾病进展，在各个方面改善自己的行为，如坚持服药、饮食和症状监控等。病人必须每天和医护人员交流自己的疾病状态。一般来说，整个疾病管理的计划，包括设计、实施、评价和推荐4个步骤，其中以病人为中心的管理团队模式，强调疾病管理责任师的特殊作用以及患者自我管理和家庭社会支持的作用，强调个性化的综合干预。

（一）疾病管理的目标人群

疾病管理的目标人群一是疾病的高危人群，二是疾病患者。首先对高危险度、高医疗费用的人群要开展早期预防和治疗，开展疾病管理要尽早。确定高危险人群要对患者的风险度进行评价，确定患者患其他疾病的风险度以及患疾病本身并发症的风险度。

最适合疾病管理的疾病必须满足以下基本条件：①依照循证医学，容易并能够制定疾病治疗和预防指南的疾病；②是可以衡量的疾病；③5年内容易看到成效的疾病；④耗费医疗成本极大的疾病。

首先，依照国内外的文献，最为适合疾病管理的疾病有糖尿病、心脏病、脑卒中、癌症、哮喘、前列腺疾病、皮肤疾病和心理健康疾病；其次，适合的疾病为高血压、肾脏透析和消化性溃疡等，这些疾病往往医疗费用较高，但是通过对病人进行健康教育，进行医生培训会大大改善治疗效果，提高患者治疗的依从性，减少并发症和死亡。

（二）疾病管理步骤

1. 筛查病人

通常可以采用以下几种方法：①从已建立的健康档案中找出所要管理的患者进行登记和核实，最好是将健康档案与社区常规的诊疗信息系统连接起来，开展持续性的保健服务；②对常规体检发现属于管理范畴的病人进行登记等；③对常规门诊就诊的属于管理范围的病人进行登记等；④其他途径的筛查，如流行病调查等。

2. 管理病人分层

为确定随访的频率、干预的方式和干预的强度，要将主要力量放到危险度高、自我保健意识差的人群中，将预备管理的人群进行分层，确定不同层别病人的个体危险（如情感和心理功能状况、社会工作和支持系统、经济状况、环境健康行为和知识、病史、医疗状况、疾病过程等）。一般分为3～5层即可。以高血压为例，分3层，1层为血压大于140/90mmHg，并且有并发症和相关临床症状的高血压患者；2层为血压大于140/90mmHg，无并发症和相关临床症状的高血压患者，未定期监测血压；3层为所有其他的高血压病人。

3. 制订保健计划

针对每个患者的实际情况，在患者的共同参与下，一步一步地设立小的具体的目标，逐步达成最终的目标。目标设定要具体可行，要十分具体、清楚、可操作。一次不要设定太多的目标，最好一次一个目标，如指导患者减重，可以定为把早餐的油条改为馒头或面包。管理好患者是科学和艺术的结合，每个人的问题都不一样，健康管理师要学会与患者沟通的技能，建立良好的医患关系，要为患者提供更多的健康教育和更多的疾病预防知识，尽可能地改变患者的不良生活方式，减少疾病危险因素的产生，这样患者的依从性就会加强，制订的保健计划才有针对性。

4. 执行保健计划、定时随访

对疾病管理患者定时随访内容包括健康教育、临床用药指导、健康行为生活方式建立，如患者是否减少了盐的摄入、是否戒烟等。具体干预执行手段有以下几种：

（1）常见的疾病管理干预方式。包括电话咨询指导、邮寄健康教育材料或上网阅读以及上门家访。对危险度低的患者，可采用邮寄健康教育的文字材料或上网阅读的干预方式，这种方式成本最低，但干预效果也最差；多数患者的管理采用电话干预的方式，电话干预成本中等效率高，干预效果中等；上门家访的方式成本最高，但干预效果最好。由于上门家访方式很耗费人力、物力，建议用于行动困难的老年人、残疾患者或者非常困难的家庭。

（2）指导患者自我管理。疾病管理成功的关键是患者的自我治理能力。以高血压为例，患者的自我治理能力主要包括对自己血压监测的能力，对自己血压评估的能力，患者对药物作用及副作用的简单了解，患者用药物依从性的能力，患者把握行为矫正的基本技能，选择食物、进行体育锻炼的能力，戒烟、戒酒、减重、压力管理的能力，寻求健康知识的能力和就医的能力。

（3）对患者进行培训。理解和贯彻医学会社区卫生协会制定的有关技术指南和规范是医生培训的主要内容，技术指南提供的信息具有权威性，是根据大量循证医学研究的结果，由专家集体论证达成一致的建议，因此医生应把握技术指南的精神并应用到医疗实践中，这样才能给患者提供最好的医疗保健。

（4）协调上下级，建立良好转诊通道。疾病管理责任师应为患者建立双向转诊的通道，为患者进一步到上级医院就诊提供方便，减少不必要的重复检查，节省卫生经费。在这个环节中，疾病管理责任师要经常积极与患者沟通，与医生和患者共同制订个体化的疾病防治计划，并进行健康教育危险因素干预，连续观察患者病情及治疗依从性的变化，了解患者需求，并及时向医生反馈患者病情，帮助患者提高自我管理及获得家庭和社会支持的疾病管理。

5. 疾病管理效果评价

评价干预效果应测量以下几个方面：

（1）临床结果测量。临床指标并发症、发病及死亡情况等。

（2）经费结果测量。医疗费用、住院急诊和门诊次数、误工天数、生活质量等。

（3）行为结果测量。患者和医生的依从性、患者的自我治理能力。

（4）服务质量结果测量。患者的满足度、医生的满足度和治理者的满足度。

三、慢性病健康管理策略应用

慢性病专项健康管理方法如下：

（一）健康评估

为每一位健康管理对象配有专门的健康管理师，在健康管理前由健康管理师收集管理对象的健康信息调查表和体检结果。采用健康评估软件对管理对象进行健康危险因素评估，健康预警分层评估。根据健康评估结果，健康管理师要制订全过程跟踪个性化的健康改善计划，确定符合管理对象管理需求的强化干预和健康维护项目，并向健康管理对象详细介绍计划内容。

（二）强化健康管理

健康管理师要指导进行全过程的健康管理，及时了解管理对象的健康状态、健康改善情况，及时完善健康档案及指导方案。

第 1 个月：通过 4 次健康管理指导使管理对象掌握合理膳食基本知识，用药基本知识，了解自己膳食和药物服用方面存在的主要问题及解决方法；学会适量规范运动，包括运动习惯、运动量、有效运动量；健康管理师和管理对象互动，医务人员要以诚恳热情的态度，科学优质的服务质量调动管理对象的主观能动性和依从性，使其积极参加到管理中来。

第 2 个月：管理对象能够执行规范的膳食运动处方，遵从医嘱按期定量服药，建立健康的生活方式、态度、价值观，并在健康管理师指导下改进其他不良生活习惯。

第 3 个月：管理对象能够巩固各项干预措施，建立起健康的生活方式，降低减少健康危险因素。

（三）巩固期随访健康管理

巩固期健康管理时间从第 4 个月开始到第 12 个月结束，根据具体情况确定随访内容和随访方法，每个月至少随访一次。随访手段重点采用电话随访跟踪指导，主要是检查、巩固、强化管理期的成果，鼓励管理对象坚持健康的生活方式，同时利用短信、微信发送健康信息，发送健康知识资料，鼓励管理对象每 3 个月进行一次基本检查，了解疾病发展变化情况，必要时进行面对面指导。在健康管理过程中，健康管理师要根据服务对象健康需求进行血压、血糖等指标的远程监控，根据监测情况及时进行健康指导。巩固期结束，要安排管理对象进行全面健康体检并填写个人信息调查表，为健康管理效果评估收集必要的信息。

（四）健康管理效果评估

健康管理一年后进行健康管理效果评估：①是否掌握必要的健康知识；②是否坚持健康的生活方式；③危险因素临床指标改善情况；④医患关系、患者依从性改善情况；⑤下一步健康改善的建议。

第四节　灾难性病伤健康管理

灾难性病伤管理是疾病管理的一个特殊类型，它关注的是对健康危害十分严重、医疗卫生花费巨大的灾难性疾病或伤害，如为患癌症、肾衰竭等病人及其家庭提供各种医疗服务，要求高度专业化的疾病管理，解决相对少见和高价的问题，通过帮助协调医疗活动和管理，实施多维化的治疗方案。灾难性病伤管理可以减少花费和改善结果，综合利用病人和家属的健康教育、病人自我保健选择和多学科小组的管理使医疗需求复杂的病人在临床财政和心理上都能获得最优化的结果。

一、灾难性病伤管理的特点

疾病管理的特点同样适用于灾难性病伤管理。因灾难性病伤本身所具有的一些特点，如发生率低，需要长期复杂的医疗卫生服务，服务的可及性受经济、家庭、保险等各方面的影响较大等，注定了灾难性病伤管理的复杂性和艰巨性。

一般来说，优秀的灾难性病伤管理项目具有以下一些特征：①转诊及时；②综合考虑各方面因素，制订出适宜的医疗服务计划；③具备一支包含多种医学专科及综合业务能力的服务队伍，能够有效应对可能出现的多种医疗服务需要；④最大程度帮助病人进行自我管理；⑤患者及其家人满意。

二、灾难性病伤管理的运用

健康管理是指对个体或群体的健康进行全面监测、分析、评估，提供健康咨询和指导以及对健康危险因素进行干预的全过程。通过对恶性肿瘤目标人群进行健康信息收集、风险评估，从而将人群分为低危、中危和高危三类，然后针对不同人群进行个性化的行为指导和干预，并且对其进行动态的效果评价，对恶性肿瘤等灾难性疾病的防治具有重要意义。以恶性肿瘤为例，恶性肿瘤的健康管理是典型的灾难性病伤管理，不论是病伤本身还是经济负担，对于患者及其家庭都是灾难性的打击。

目前，我国在恶性肿瘤防治方面仍然存在以下一些问题。第一，重治疗、轻预防。在癌症的治疗方面，我国目前医院依然以治疗中晚期患者为主，治疗花费较大，医疗资源浪费现象较为突出。第二，治疗不及时的现象较为普遍。因为癌症病程长，发生原因复杂，所以早期诊断率较低，误诊情况较为普遍，大多数肿瘤患者被确诊时基本上已发展为中晚期。此外，因为肿瘤早期临床表现复杂、隐匿、轻重不一，病人发现以及就诊的时间往往较晚，因而延误治疗的现象极为常见。第三，临床治疗效果尚未取得较大突破。先进的仪器设备和雄厚的医疗力量虽然使癌症的治疗取得了一定程度的进展，但仍未突破手术、放疗、化疗的传统治疗模式，目前肿瘤仍属不治之症，其疗程长、预后差的现状仍未改变。

(1)在肿瘤预防方面，健康管理可对人群暴露的不同程度的危险因素进行评估或对患者进行疾病分析，从而进行有针对性的干预，从源头上预防肿瘤的发生或提高患者生命质量。例如通过健康体检以及生活方式问卷调查筛查肿瘤危险因素，进而运用健康管理系统对所筛查的危险因素进行评估，并据此对目标人群进行高、中、低危分类或确诊肿瘤患者，为下一步制订具有个性化的肿瘤干预方案提供依据。

(2)进一步进行肿瘤风险评估或疾病分析，制订针对性的肿瘤管理方案，根据所筛查的肿瘤危险因素，评估目标人群患肿瘤的风险大小，或对肿瘤患者进行疾病分析。第一，对目标人群膳食结构进行评估。通过填写个体膳食评估问卷，对其膳食结构进行评价和检测，从而给出膳食分析报告和个性化的膳食处方。使个体了解自身饮食结构的合理性，目前还存在哪些不良饮食习惯，比如蔬菜纤维素摄入量是否充足，是否存在高脂高盐的饮食习惯，这些膳食习惯对肿瘤发生的危险性有多大，进而制订适合个体自身的膳食指导方案。第二，对目标人群运动状况进行评估。通过记录运动日记和上传运动数据，从而评估个体目前的运动量和运动方式是否科学、合理。另外，还要结合现代运动管理理念以及个体的自身健康状况，制订适合个体自身的运动计划。第三，评估个体心理状况。精神心理因素对肿瘤的发生、发展有影响，而心理健康管理可通过心理健康调查，了解目标人群的心理健康状况，从而进行心理疏导和心理干预，并全程伴随健康教育和对病人家属的恶性肿瘤健康管理相关知识技能指导。

(3)可以以健康管理系统为平台，指导肿瘤防控方向，由个体、医生和管理师三者共同进行，个体主要利用此系统实现与健康管理师或医生在线互动交流，从而获得及时、正确的指导。健康管理师或医生可依托该平台，实时了解个体的信息反馈情况，比如健康指标的变化、膳食、运动执行的情况等。根据反馈情况给予有针对性的指导，比如关键信息的传达，危险信号的提醒，膳食、运动处方的调整等。

综上所述，健康管理将从信息收集、危险因素的评估、行为指导和干预、效果评估等方面对肿瘤进行全程管理和干预，具有科学、可操作性强等特点，在灾难性疾病防治中发挥举足轻重的作用，是未来防控重大灾难性疾病的重要方针。

第五节 残疾人健康管理

残疾，尤其是重症残疾，极大地影响了患者正常生活能力及生活质量。研究指出，科学、有序、合理、高效的健康管理有助于改善重症残疾患者负面情绪，提升其生活质量。残疾人群健康管理策略中相较于慢性病人群和灾难性病伤人群健康管理最特殊的一点就是增加了残疾管理。残疾最早源于美国联邦雇员补偿制度，即工伤保险制度，是用于预防残疾、控制成本、提高保障水平和改善服务的一项重要管理手段。近年来，残疾管理策略已由单纯的个案管理发展成为有质量的个案管理、周期管理、职业康复和再就业支持等多项管理技术组成的综合性管理策略。

一、残疾管理的概念与目标

残疾管理是指通过预防和康复活动使工伤和疾病所导致的健康损害可以得到及时的鉴定和治疗，除此之外，还需要管理人员及时和公司进行协商，说服雇主们去利用员工们尚有的能力，对从业者采取相应的补救措施。残疾管理可以帮助这些雇主找到能够再次有效吸纳这些工人的方法，残疾管理的重点并不是对残疾人的护理，而是激发他们恢复健康并能够重新工作的动力。

残疾管理的目的是减少工作地点发生残疾事故的频率和费用代价。对于雇主来说，残疾的真正代价包括失去生产力的损失，这是以全部替代员工的所有花费来估算，必须用这些员工替代那些由于残疾而缺勤的员工，因此残疾管理的具体目标包括防止残疾恶化、注重功能的恢复、实行循环管理和帮助重返社会等。

其目标主要体现在以下几方面：①防止残疾恶化；②注重功能性能力；③设定实际康复和返工的期望值；④详细说明限制事项和可行事项；⑤评估医学和社会心理学因素；⑥与病人和雇主进行有效沟通；⑦有需要时要考虑复职情况；⑧实行循环管理。

二、残疾管理的常用技术

(1)有质量的个案管理(quality case management，QCM)。主要包括按照严重程度进行伤病分类、医疗证据系统分级、早期介入、职业康复和及时完成劳动能力损失测定。20世纪90年代后期，联邦雇员补偿计划办公室利用医学搜索引擎设置介入点和建立合约护士制度，合约护士是独立于基金之外的专业人员，负责监督治疗计划和制订执行，协助雇主完成工伤职工的岗位调整，以及帮助工伤职工理赔等。

(2)周期管理。提取专项基金支付在周期内领取长期待遇的工伤人员的医学检查、职业康复和就业安置等费用，促进这类人员重返工作。一方面周期管理有利于及时发现长期待遇领取者残疾变化的情况，当残疾程度减小时，能够及时调整福利待遇，减少非必需的补偿；另一方面以再就业为最终目标，支持长期待遇领取者重返工作，控制长期待遇领取人数的增长。

(3)职业康复。以美国为例,对于经过医学治疗后仍然不能回到原工作岗位的伤者,由专家就近指派签约职业康复治疗师提供职业康复服务,最长时间达两年,最高支付限额为5000美元。此外,必要时职业康复治疗师还可以提供两个月的工作场所跟进服务。法律也要求职工配合以重返工作岗位,如果伤者拒绝接受职业康复服务,则不能享受补贴,如果拒绝重返适宜的岗位,待遇将惩罚性地下降。

(4)再就业支持。主要是针对那些难以返回原单位的工伤职工,可以由有权限的康复专家鉴定后,由国家支付给雇主6个月超过75%的工作补偿。其最高工作支付限额等于完全不能再就业职工所能享受到的最高残疾赔偿金。

三、残疾管理的作用

目前,各国都在积极引入残疾管理,其目的是预防工人患病或在事故中遭受伤害,对患病或事故中受伤害的工人帮助其早期回归工作岗位或确保新的工作岗位。现在以能力开发机构和介绍工作的援助形式已被以企业为主的地区性社会资源网络或协调员所代替,并根据每个残疾人的不同需要而开创出多样化工作场所进行就业帮助。

以护士和治疗师等专业人员组成的有质量的个案管理和周期管理人员,成为基金管理的"守门人",能够从提高基金使用效率角度更加合理地行使一定的资源和资金支配的权限,为费用的控制提供专业的意见,从而发挥积极的控费作用。

职业康复服务通过专业技术服务和干预,引导工伤职工在生理、心理甚至技能方面达到回归工作岗位的条件,也为工伤职工提供了信息沟通,降低了信息壁垒,促进了工伤职工更加及时有效地重返工作岗位,也减轻基金的长期负担。

专业技术人员的准入和协议管理强化了工伤医疗和康复的微观管理力度,由于医疗技术人员的个人准入和协议管理,保险公司可对签订服务协议的医疗技术人员的行为进行监督考核。一方面提高了医疗和康复服务市场化水平,引入竞争机制;另一方面对服务者个人能力的考核和管理也更加直接,强化了工伤医疗和康复服务的微观管理力度。

目标测试

1. 简答题

(1)健康管理基本策略有哪些?

(2)试论不同阶段生活方式管理策略的要点。

2. 论述题

结合本章所学知识,请尝试阐述对脑卒中患者进行健康管理可以运用哪些策略?

第三章
健康信息与健康档案管理

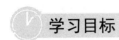

学习目标

1. 掌握健康信息管理的基本概念；
2. 掌握健康信息采集的基本方式；
3. 掌握居民健康档案的架构和信息内容；
4. 了解健康信息管理的范畴和居民健康档案的信息标准。

第一节　健康信息管理概述

一、信息源与健康信息源

（一）信息源的定义

信息源即人们获取信息的来源，含义广泛，在不同的学科领域有不同的内涵。从信息采集的角度出发，信息源一般指组织或个人为满足其特定的信息需要而获得信息的来源。分析组织机构的信息源是进行信息资源组织与管理的重要步骤，其目的在于明确信息采集的方向。

（二）健康信息源的类型与特性

从不同角度可以划分出不同的信息源类型，但通常把信息源划分为个人信息源、实物信息源、文献信息源、数据库信息源和组织机构信息源。

1. 个人信息源

个人信息源是大量从事某工作领域的个人信息及有关各种事物的发展动态信息，如一些权威人物，包括行政上的领导者、业务方面的专家。因为他们的位置、工作性质及个人能力，往往成为各学科行业知识的重要生产者和管理者，从而成为重要的信息源。选择人物信息源必须要有目的性，依据需求确定主要目标。个人信息源的信息获取方式主要是口头交流，包括个人交谈与通信、专题讲座、学术会议与讨论会等。个人信息源的主要特点是及时、新颖，但也可能带有一定的主观随意性。

2. 实物信息源

无论是自然物还是人工合成物质，或是事件发生的现场，均可视为实物信息源。医疗卫生信息采集工作中常用的实物信息源有病例体征、人体组织标本、细胞、血液样品、生物样品、用于科学研究的实验室、医疗设备等。实物信息源给人们提供了充分认识事物的物质条件，其主要特点是直接、真实，但具有一定的隐蔽性，即其中可能具有一些潜在的信息价值，但必须通过剖析、比较才能开发出来。

3. 文献信息源

文献信息源是指用一定的技术手段将信息内容存储在纸张、胶片、磁带、磁盘和光盘等信息载体上而形成的一类信息源。按照文献的信息载体形式，可以把文献划分为印刷型文献、缩微型文献、声像型文献和电子型文献。文献信息源是实际中使用最多和最广泛的重要信息，其中印刷型信息源数量极为庞大，包括各类图书、期刊、索引、学位论文、会议文献、专利文献等。医学研究所需要的信息主要来自文献信息源，可通过文献信息部门（如图书馆、科技信息中心和档案馆等）获得。

近年来，数字化文献信息源已经成为人们利用的主要文献信息源。文献信息源的特点是信息量大，具有系统性、稳定性、较强的可靠性，公开程度高，比较容易获得；但如果写作或出版时间过长，可能会导致文献内容过时。

4. 数据库信息源

所谓数据库，是指按照一定方式和结构组织起来的大量有关数据的集合，数据是信息的数字化表现形式，这些数据包括文字、数值、声像或多媒体，利用计算机设备来对它们进行存储和管理。如存放区域卫生信息平台数据库内的各类信息源。随着计算机和数据库管理技术的快速发展，数据库存储容量愈来愈大，检索能力越来越强。

5. 组织机构信息源

组织机构信息源主要指组织机构中的内部信息源。内部组织机构信息源产生组织内部信息，包括各部门在工作中形成的大量有用信息，供相关工作人员分析及用于决策，如存放于各级各类医疗卫生机构以及健康管理机构内的以卫生信息系统方式存在的病历信息、健康档案信息等。

（三）信息源的功能

随着社会的发展，信息技术的进步，人们逐渐认识到信息已经成为一种重要的资源。信息源的功能主要有以下几方面：

1. 信息源是人类发展所必需的最重要资源

人类在不断认识世界和改造世界的过程中，极大限度地创造、保存、积累和发展人类的物质文明和精神文明，积累了大量有关客观事物运动状态和方式的各门类、各学科信息与知识，这是人类社会进一步发展的基础。人们已经逐渐认识到，信息是一种重要的资源，知识就是生产力。作为一种重要资源，信息资源不断向人们提供知识和智慧。信息与物质、能量共同构成"三位一体"的社会资源体系。

2. 信息源是人类思维的原料，是人类一切知识和智慧的源泉

信息源的存在是人类发挥认识能力的必要条件。从进化论的角度看，人的认知能力的改善和提高与信息密切相关。人具有思维能力，这是人与其他动物相区别的本质特征，也是人类认识能力的核心所在。信息是思维不可缺少的原材料，思维的结果仍然是信息，只是后者是通过人脑所具有的思维功能作用的结果，是客观事物的差异特性融合了主体差异特性的综合反映，并可以转变为自己或他人的信息材料，通过思维功能，循环信息的变换，产生新的信息。

3. 信息源是组织的保证、管理的基础

组织是社会成员相互发生联系，并以共同的目标和一定的条件为基础结合而成的社会性实体。组织与环境、组织内部各部分以及组织成员之间的各种业务往来和相互沟通的关系，决定了具体业务操作及相应的组织管理活动。人类社会的组织性表现为人类社会生活的有序性。有效的信息交流与组织有序性的提高呈正相关关系。组织的形成和完善离不开组织的管理。管理活动是一种信息活动。科学、有效的管理是强化组织建设、实施组织计划、实现组织目标的过程。从信息的角度来说，任何组织或管理系统都是一个信息输入、处理、输出的信息系统与信息反馈系统。因此，管理过程中的任何一个环节以及各环节之间的联系都离不开信息源。

4. 信息源是决策与控制的关键

决策是指组织或个人为了实现某种目标而对未来一定时期内有关活动的方向、内容及方式的选择或调整的过程。对信息和知识的掌握是决策者做出正确决策的前提。决策者的信息收集能力是限制关于行动方案的制订、实施后果的预见以及不同方案的评价能力的主要影响因素之一。因此，全面、准确、及时、有效的信息是决策者实施正确决策的依据。环境的变化、管理层次的形成、管理权力的分散以及组织成员认识能力和工作能力的差异，要求组织引入控制机制。控制的决策必须以信息为依据，控制的实施必定有信息的传递，控制的过程必然有信息的产生，控制的优化也需借助信息的反馈。

二、健康信息管理的范畴

(一)健康信息资源的含义

健康信息资源是指人类在医疗卫生社会活动中所积累的以与健康相关的信息为核心的各类信息活动要素的集合。主要包括：健康信息或数据；健康信息生产者(健康或医学研究者、医务人员、数据收集与处理人员等)；设备、设施(仪器、计算机软硬件、网络通信设备等)。

（二）健康信息资源的功能

1. 健康信息资源是医学科学研究的基础

医学与其他学科一样，是人类创造性的社会活动，也是一个社会系统。医学科研人员、医学理论与方法、医学文献、医学仪器与设备是构成这个系统的要素。从信息的观点考察医学科研全过程，可以认为，医学研究主要包括获取医学信息、使用医学信息和传递医学信息三个阶段，是一个不断循环的螺旋式向前发展的过程。

2. 健康信息资源是临床医疗的依据

临床医疗的实质是科学决策的过程，临床医生、药剂师、护理人员要提高医疗水平，就必须跟踪、了解和掌握大量的医学信息，包括国内外医学领域发展动态、先进的医疗技术和手段以及医疗仪器设备的使用、药物利用的有效性、不良反应和相互作用等信息。

3. 健康信息资源是全民健康的保障

WHO认为：健康是一种身体、精神和心理上的完美状态，而不只是身体无病。随着公众保健意识的增强和健康观的转变，人们对医学信息的需求也日益迫切。康复医学、全科医学、家庭医学、社区医学、灾难医学等新兴学科的出现，反映出医学模式的变化对医学的影响。基于因特网的信息技术可以提供医疗会诊、医学意见的交换以及在科研合作中的一些医学热点问题快速交流和解决。医学和医疗服务已不仅仅是医院内医生与患者之间双向信息的提供和信息的选择行为。

4. 健康信息资源是卫生事业管理的支柱

卫生事业管理的职能包括计划、组织、指挥、协调和控制。卫生管理职能的实现主要取决于四方面：人、财、物、信息。对医学信息的掌握，可以使计划周密、组织有序、指挥顺畅、合作默契、控制得当。医学信息在决策中起主导作用，对医学信息的有效掌握，可以使管理者做出的决策更加科学。

（三）健康信息资源管理的意义

健康信息资源管理属于卫生行业的信息资源管理问题，除同政府部门和企业的信息资源管理有许多共性外，应结合自身的特点来进行信息资源的管理活动。随着信息技术的日新月异，如何更好地利用卫生信息资源进行管理决策的理念和方法也在迅速改进。WHO曾明确地把提高管理水平与改善卫生信息系统联系在一起，并明确指出："在妨碍管理有效性的因素中，主要是信息保障问题。"因此，健康信息资源的管理显得尤为重要。健康信息资源管理的重要意义具体表现在以下几方面：

1. 为提高医疗卫生机构和健康体检机构管理绩效提供了新思路

信息资源管理强调信息资源对组织机构实现战略目标的重要性，通过信息资源的优化配置和综合管理，可以提高管理的整体效益。医院信息系统是卫生领域目前应用最广泛和

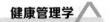

成功的医院信息系统，在国内外已有几十年的历史，它包括医院管理信息系统和临床信息系统。医院管理信息系统的主要目标是支持医院的行政管理与事务处理业务，提高医院的工作效率，从而使医院能以较少的投入获得更好的社会效益和经济效益。临床信息系统的主要目标是支持医护人员的临床活动，收集和处理临床患者的医疗信息，积累临床医学数据，提供咨询，辅助诊疗，提高医护人员的工作效率，更好地为患者服务。

2. 解决卫生部门数据收集无效和混乱的问题

信息资源管理强调以数据为核心，实现信息资源管理的标准化。数据质量差是卫生信息资源管理中比较普遍的问题，有时没有考虑基层人员收集数据的专业技能或诊断设备的条件，而且缺少关于如何收集数据的标准说明。另一个问题是收集的信息不足，如在卫生保健水平上，数据收集的焦点一般集中在疾病报告，而用于监控保健对象个人服务的一些有价值的指标却很少被纳入，仅有一部分涉及管理目标。这种现象的产生，往往是由于数据的生产者与数据的使用者之间在需求方面缺乏共识。此外，许多卫生单位自行创建"信息系统"，在医学用语及编码等方面都不够规范，不同信息系统之间不能相互参考。

3. 解决各卫生部门数据利用度差的问题

信息资源管理强调资源的共享性。目前卫生信息资源一般分散在卫生领域各部门，较难集中，信息资源拥有者的利益关系如果没有相应合理的制度来加以协调，信息交流与资源共享就会遇到种种障碍，有许多因素导致信息拥有者容易产生信息垄断的倾向，而人们受传统观念影响，又往往要求自由地、免费地获取信息，使许多矛盾难以解决。信息资源管理就是要在信息资源开发者、拥有者、传播者和利用者之间寻找利益平衡点，建立公平合理的信息产品生产、分配、交换、消费机制，优化卫生信息资源的体系结构，确保资源得到最优分配和有效使用。

4. 为确立信息资源在卫生医疗行业中的战略地位提供了新思路

目前由于数据库管理系统得到了日益广泛的使用，人们逐渐意识到数据是组织机构的重要资源，必须对其整体实施有效管理。一般卫生部门都设有相应的数据管理部门，但在实际中，并没有赋予数据管理人员应有的地位和权力，很难实现组织机构从整体上完成数据管理。要解决这一矛盾，可以借鉴政府和企业设立 CIO 职务的经验，在卫生管理部门设置高层信息主管职务，其职责是全面主持各级卫生部门的信息管理，包括开发信息技术、健全信息系统、分配信息资源、实现资源共享等，辅助高层决策。

5. 成为知识经济时代组织文化建设的重要组成部分

信息资源管理侧重于事实性知识管理，而现代的科学管理工作愈来愈强调靠数据说话。信息资源的有效管理必然使信息和信息技术渗透到组织机构的各部门，影响到所有相关人员的工作与生活，使信息文化融入日常工作中，对于提高工作效率，增强组织机构的凝聚力和竞争力具有重要意义。

（四）健康信息资源管理的任务

健康信息资源管理是一项复杂的管理活动，它强调多要素的综合管理，其内容包括技术管理、人文管理和经济管理，卫生信息资源管理的基本任务如下：

1. 建立健康信息的基础设施

健康信息基础设施，是指根据卫生各部门当前业务和可预见的发展对信息的采集、处理、传输和利用的要求，构筑由信息设备、通信网络、数据库、支持软件、各种标准等组成的基础环境。各地区的卫生部门或具体单位应该在充分利用现有资源和公共资源的基础上，从自身经济实力与发展需要出发，经过科学的规划和调研考察，按阶段建立起比较完善的卫生信息基础设施。

2. 建立健康信息资源管理标准

建立健康信息资源管理标准，进而保证标准化、规范化地组织信息，这是开发健康信息资源的一项工作。国际上已有多项健康信息标准，如医院电子信息交换标准 HL7 等。国际标准化组织也有多项卫生信息标准正在制定中。我国近年来结合本国的实际情况，已经逐步研发并推广了一套卫生信息标准，并逐步在已建的数据库信息基础上，组织业务人员与信息技术人员密切合作，开发新的信息资源，建立为卫生行政管理、医学科研、医疗保健服务的各种数据库，实现高层次数据环境的系统集成。

3. 制定健康信息资源管理的法律、法规和管理条例

随着科学技术的进步和卫生事业的发展，特别是随着社会信息化程度的逐渐提高，社会信息行为日渐频繁和重要，需要依据法律和规范来引导与约束人们的信息行为，调节相互之间的关系，如信息传输、信息安全、知识产权、组织或个人隐私权等问题，都应在这一范畴内解决。如国家卫生计生委新发布的关于《人口健康信息管理办法（试行）》（征求意见稿），从健康信息的采集、管理、利用和隐私保护等方面对健康信息的责任归属从法规的高度上进行了规范，是属于我国健康信息管理方面的首次重大举措。

4. 健全人口健康信息化的重大项目投资管理制度

卫生计生行政部门应对人口健康信息化建设项目通过信息资源规划，并对重大项目进行充分论证，督导项目建设是否符合信息化的技术政策及相关的技术标准和规范等。

5. 培养高素质、复合型卫生信息管理的人才队伍

复合型卫生信息主管是指负责制定卫生组织机构中信息政策、规划、标准等，并对组织机构中的信息资源进行管理和控制的高级行政管理人员。理想的信息管理人才须具有复合型知识结构，能承担卫生信息资源管理的各项任务，他们不仅要有信息技术的知识，还必须具备卫生管理及一定的医学专业背景知识。因此，应加强这支队伍的建设，并通过他们组织搞好各种教育活动和培训工作，提高中高层管理干部和行政人员、医生、科研人员的信息化认识水平与信息化技能，组织全员参与卫生信息资源的管理、开发和使用。

三、健康信息技术

（一）健康信息技术的类别

健康信息技术是用于支持健康信息的采集、存储和交换的软件、硬件和基础设施的产品和系统，并构成规范化、自动化和智能化的支撑平台的信息技术应用的总称。其目的是提升质量、减少差错和提高效率，从而改善人类健康的医学服务体系。其涵盖了信息技术在医学领域应用的所有内容，包括医疗卫生信息管理系统，各种医疗和促进健康的设备仪器、各种诊断、治疗、评估、促进的软硬件技术（见表3-1）。

表 3-1　健康信息技术类别

健康信息采集技术	发信系统（信息源）与收信系统（采集器）	常用健康信息载体
• 健康信息库 • 健康信息网络服务 • 健康信息分析、提取技术 • 健康管理信息专家系统 • 健康管理评估软件（通用评估软件、整体评估软件、专用评估软件）	• 潜在信息与实在信息 • 潜在健康信息与潜在病理信息 • 健康信息的提取、加工与评估	• 随身病情卡（急救卡） • 健康信息卡 • 电子病历及电子健康档案 • 家庭数字化健康管理单元 • 群体健康信息管理"港、站"

（二）健康信息技术的发展趋势

医疗健康信息技术正在以惊人的速度进步。近年来，医疗健康信息技术一直保持稳步发展的趋势。伴随着移动技术、云计算、虚拟化、临床分析和国际信息标准如ICD－10的普及，医疗健康信息技术将成为来来IT领域中最活跃的部分。医疗健康信息技术的趋势如下：

1. 移动医疗健康

美国医疗卫生信息和管理系统协会（HIMSS）给出的定义是，移动健康就是通过使用移动通信技术，如PDA、移动电话和卫星通信来提供医疗服务和信息，具体到移动互联网领域，则以基于安卓和iOS等移动终端系统的医疗健康类App应用为主。它为发展中国家的医疗卫生服务提供了一种有效方法，在医疗人力资源短缺的情况下，通过移动医疗可解决发展中国家的医疗问题。"TD－LTE"高清、移动、无线的技术优势，可以帮助救护车上的医护人员，通过移动高清视频获得清晰、快速的远程指导，不错过治疗的"黄金半小时"；社区医生带上移动医疗诊断设备，可以随时请大医院的医生进行远程会诊；社区医疗信息平台，可以用短信、彩信、WAP、呼叫中心等方式向公众提供掌上医讯、预约挂号等服务。

全球医疗行业采用的移动应用解决方案，可基本概括为：无线查房、移动护理、药品管理和分发、条形码患者标识带的应用、无线语音、网络呼叫、视频会议和视频监控。可以说，患者在医院经历过的所有流程，从住院登记、发放药品、输液、配液/配药中心、标本采集及处理、急救室/手术室到出院结账，都可以用移动技术予以优化。因为移动应用能够高度共享医院原有的信息系统，并使系统更具移动性和灵活性，从而达到简化工作流程，提高整体工作效率的目的。

移动应用的另一个显著贡献是减少医疗差错。在对患者护理的过程中，有可能出现护理人员交接环节的失误，以及在发药、药品有效期管理、标本采集等执行环节的失误。

2. 云计算和虚拟化

云计算是一种通过因特网以服务的方式提供动态可伸缩的虚拟化资源的计算模式。云计算是一种按使用量付费的模式，这种模式提供可用的、便捷的、按需的网络访问，进入可配置的计算资源共享池（资源包括网络、服务器、存储、应用软件、服务），这些资源能够被快速提供，只需投入很少的管理工作，或与服务供应商进行很少的交互。

云计算的核心技术是并行计算。并行计算指的是同时使用多种计算资源解决计算问题的过程，是提高计算机系统计算速度和处理能力的一种有效手段。它的基本思想是用多个处理器来协同求解同一问题，即将被求解的问题分解成若干部分，各部分均由一个独立的处理机来并行计算。并行计算系统既可以是专门设计的、含有多个处理器的超级计算机，也可以是以某种方式互连的若干台独立计算机构成的集群。通过并行计算集群完成数据的处理，再将处理的结果返回给用户。

虚拟化是个宽泛的技术术语，是指将各类资源如计算资源等加以抽象，并对具体的技术特性加以封装隐藏，对外提供统一的逻辑接口。而虚拟化是云计算的重要支撑技术，可以说是虚拟化为我们带来了"云"，同时也是云计算区别于传统计算模式的重要特点。常见的虚拟化技术主要包括：网络虚拟化、服务器虚拟化、存储虚拟化、应用虚拟化、桌面虚拟化等。

3. 大数据与临床数据分析

大数据或称巨量资料，指的是所涉及的资料量规模巨大到无法通过目前主流软件工具，在合理时间内达到撷取、管理、处理并整理成为帮助企业经营决策更积极目的的信息，大数据具有 4V 特点：即 volume（大量）、velocity（高速）、variety（多样）、value（价值）。大数据是需要新处理模式才能具有更强的决策力、洞察发现力和流程优化能力的海量、高增长率和多样化的信息资产。从某种程度上说，大数据是数据分析的前沿技术。简言之，从各种各样类型的数据中快速获得有价值信息的能力，就是大数据技术。

对所有医疗机构来说，临床数据分析是第一要务，海量数据正开始从研究步入主流。运用临床分析，医生能发现什么是最普遍的疾病和状况、不同治疗过程的康复率以及远程实时控制患者的生命体征。

就医院而言，这同样也为其提供了运用患者数据发现罹患慢性病如糖尿病、哮喘和高血压患者的方式。这些慢性病患者经常需要反复就医，临床分析提供的信息有助于更好地识别、训练和教育这些患者，以便更好地应对疾患，降低昂贵的急诊和随访费用。

越来越多的 HIT 公司开始应用先进的分析工具来寻找人口健康方面的机遇，当该行业向合作责任医疗服务模式前进时，这变得越发重要。拥有分析技能的 IT 专家的挑战和机遇在于，能否找到高效的方式存储海量数据并确保数据安全。

4. 统一使用国际疾病分类 ICD－10

国际疾病分类（international classification of diseases，ICD），是 WHO 制定的国际统一的疾病分类方法，它根据疾病的病因、病理、临床表现和解剖位置等特性，将疾病分门别类，使其成为一个有序的组合，并用编码的方法来表示的系统。全世界通用的是第10 次修订本《疾病和有关健康问题的国际统计分类》，仍保留了 ICD 的简称，并被统称为 ICD－10。

根据 WHO 的规定，各国的本地化版本都可以对照转换成标准的 ICD－10 编码以便国际间交流。ICD－10 的普及使用使得疾病名称标准化、格式化。这是医学信息化、医院信息管理等临床信息系统的应用基础。具备共享性：ICD 使得疾病信息得到最大范围的共享，可以反映国家卫生状况，还是医学科研和教学的工具与资料。有利于管理：ICD 是医院医疗和行政管理的依据，同时有利于费用管理，疾病分类是医疗经费控制的重要依据之一。

第二节　健康信息采集

健康信息的管理过程由一系列的环节组成，主要包括健康信息资源的采集、健康信息的组织和传递、健康信息的利用等过程。健康信息采集是指根据特定的目的和要求将分散在不同时空的有关信息采掘积聚起来的过程，它是健康信息资源能够得以充分开发和利用的基础。

一、健康信息需求分析

信息需求是健康信息管理的基础。所谓信息需求，是指人们在从事各种社会活动的过程中，为解决不同问题所产生的信息需要，是引发信息行为的原动力。

在日常的工作中，会不断地产生新的信息需求和新的信息。实际上，信息不仅对健康管理起着重要作用，而且对于卫生系统的规划和管理也至关重要。这就意味着不仅健康服务提供者，包括医生、卫生技师和社区卫生工作人员需要大量的健康信息，同时政策制定者和管理者在决策过程中也需要信息。不同管理功能活动所需要的信息不同。对保健对象的管理，需要知道每一保健对象疾病及疾病史的相关信息，还需要了解接触危险因素和过敏史等与个人健康相关的其他信息。针对卫生机构的管理，如各类医院、社区卫生服务机构和疾病预防与控制中心等，需要有从保健对象水平收集的数据和卫生机构内部管理的数据，如患者、医务人员、医疗设备、药品、财务管理等信息。对于国家或地区的卫生行政管理，既需要有关卫生医疗服务、卫生监督、卫生资源分布、卫生费用等汇总数据，同时还需要大量的卫生服务部门以外的信息。

如果信息需求是在宏观层面水平上，比如疾病监测的统计报告，从发展趋势看，必须在所有参与数据收集和使用者间取得共识的基础上来确定信息需求。为此，我们需要在卫生服务系统的每一个管理水平上进行功能分析。虽然在短期内难以完成对整个卫生系统功能的分析，但我们可以先集中在国家方针政策、优先卫生问题、基本卫生服务、实施基本卫生服务所需要的重要卫生资源，以及规划、监督、控制卫生服务和资源所需要的重要管理过程中（其中包括个人保健和基本公共卫生功能）。一旦优先服务和资源被确定下来，就有可能确定为完成各项功能所需要的相关信息。

（一）信息需求分析的类型

根据信息用户类型不同，可以将卫生信息需求分为个人信息需求和组织信息需求两种类型。个人信息需求可进一步细分为生活信息需求和职业信息需求，如大众生活中的医疗保健信息需求、医学专业工作者需要查阅医学文献资料等。组织信息需求是指特定组织机构为完成工作要求、管理目标、战略决策所形成的一系列信息需求。一般来说，组织信息需求可以按照专业技术人员和管理人员分别考虑。

1. 专业技术人员的信息需求

专业技术人员的信息需求种类依其工作性质而定。例如，对于有些从事一般技术工作的人可能只需要利用本专业书刊中所提供的知识型信息，而对一些从事研究的人员则不仅需要依赖于图书和期刊，还需要从信息系统中获取大量的外部信息。一般而言，对从事医学科学研究的人来说，他们所需要的信息量非常大，其中一些信息可以在现有的信息系统中提取，如从一些生物信息数据库中获取 DNA 序列、蛋白质的三维结构信息；而另外一些信息，如社区个人健康档案资料等则几乎没有。可以预料，随着人口、患者愈加老年化，这部分卫生医疗数据资源将变得愈加宝贵。

2. 卫生管理人员的信息需求

对一般卫生机构来说，可以根据管理层次的不同，分为高层管理人员、中层管理人员、基层管理人员及操作层工作人员(图3-1)。在组织机构内部，不同层次的人员由于他们所起的作用和管理的内容不同，因而对信息的需求有较大的差别。

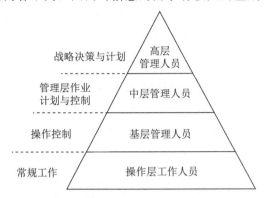

图 3-1　组织机构管理层次结构示意图

在图3-1中，最底层的操作层包括职能部门的一般工作人员、医院的普通医师、护士、药品管理员、收款员、数据录入员等，他们很少或者根本不承担监督和管理的职责。操作层的特点是，他们中的许多人为信息系统输入信息或者从事分析处理工作，其工作性质决定了他们的信息需求种类相对单一，需求量也较少。

基层管理人员的主要职责是监督作业层人员的工作，因此要求他们能够熟悉操作层的各项任务，以便与操作层人员共同解决工作中遇到的问题。他们通常依赖于直接观察和业务工作的详细报告来完成工作任务，内部信息大体上能够满足其信息需求。

中层管理人员主要对组织作业实行管理控制，保证组织机构的各项活动按计划实施，他们在很大程度上依赖于对原始数据进行加工处理后所形成的高度概括的报告，通过分析和比较报告中的结果与计划的目标是否相符，总结工作的成绩和不足，并分析其中的原因，以内部信息为主，外部信息为辅。

高层管理人员是组织机构活动的核心，为了制订战略决策与计划，一方面需要了解组织机构当前的工作运行状况信息，另一方面还需要掌握影响组织发展的周边环境信息。由于他们在组织机构中的地位和工作性质，决定了这些管理人员需要大量的内部信息和外部信息才能够完成他们的工作。

(二)健康管理信息需求特征

1. 信息需求的广泛性

可以说，凡事皆需要信息，凡人皆需要信息。人的需求是多对象、多方面的。信息需求以信息为对象，表明了人们在实践中对信息、知识的欲求，属于求知的需要。但人类的需要又是多方面相互联系的。如一则消息本质上可以满足求知的需要，同时也可以满足社交或尊重的需要，甚至可以满足生理或安全的需要；一件好的作品可以满足求美的需要，也可以满足自我实现的需要。人的实践活动是广泛的，信息需求是一种普遍存在的心理现象。

2. 信息需求的社会性

作为社会化的人，信息需求也是社会化的。信息需求常以个人的需求形式出现，但内容并不完全由个人意志决定。信息需要的产生和发展是由人与自然、人与人的关系及其相互联结形成的社会环境和社会活动决定的。信息需求小仅是个体的特性，而且主要是一种社会需求。

3. 信息需求的发展性

信息需求随着社会的发展而不断增长，社会发展一方面促使人们的总需要不断扩大，并使需要层次走向更高的阶梯；另一方面也刺激了信息需求的发展，带来了信息需求的大量化和高级化。

4. 信息需求的多样性

影响信息需求的因素是复杂多样的，既有信息活动主体自身因素的作用，也有社会环境因素的制约。一个人的兴趣和个性、观念和态度、所受的教育和知识水平都影响信息需求的形成和发展，而每个人的专业地位、所承担的职责和工作性质的不同也使其关心的问题千差万别。即使同一个人，在不同的时间、地点环境条件下，由于具体任务的变化，信息需求也有很大的差别。从社会环境看，社会政治、经济、科技、文化等多种因素在制约着信息需要的运动方向，使社会信息需求具有地域特点和时代特征。

每一个具有信息需求的人，都是信息服务的用户，充分开发信息资源为用户提供有效的信息服务，满足全社会的信息需要，是信息管理的主要任务。

二、健康信息采集内容与范围

根据医疗卫生机构的性质和工作特点，健康信息采集的基本内容主要包括医疗、公共卫生等层面，涉及内部和外部两大系统，涵盖了开展预防、医疗、保健、康复、健康教育及计生技术指导等卫生服务活动的各过程产生的主要信息。外部信息主要包括居民健康状况、健康行为、环境状况等方面内容。内部信息主要包括卫生资源、卫生服务、卫生产出、卫生管理等方面内容。

采集的信息为特定的目标服务，卫生信息采集也是有范围和时效性的。卫生信息采集的范围一般有3种类型，即内容、时间和地域范围。

（一）内容范围

内容范围是指在信息的内容上，根据与信息采集目标和需求具有一定相关性的特征所确定的范围。一般分本体内容的范围和环境内容的范围。本体内容范围是由与事件本身具有相关性的内容组成的范围；环境内容范围是由处于事件周边，又与时间相关的内容组成的范围。

（二）时间范围

时间范围是指在信息发生的时间是根据与信息采集目标及需求具有一定相关性的特征所确定的范围。这是由信息的时效性决定的。

（三）地域范围

地域范围是指在信息发生的地点上，根据与信息采集目标与需求具有一定相关性的特征所确定的范围。这是由信息的地域分布特征和信息采集的相关性要求所决定的。

三、健康信息采集途径与方法

（一）健康信息采集途径

信息采集途径是指获取健康信息的渠道。不同的信息用户，经常利用不同的信息采集途径；不同类型的信息，其获取渠道也有所不同。对任何组织来说，都应该在尽可能广泛的范围内采集信息。

1. 内部途径

（1）管理部门。卫生部门管理层主要包括卫生工作的业务管理、行政管理、人事管理、财务管理、物资管理等。从这些部门可以收集到组织管理各环节的现状信息，它们主要是各种统计资料、财务报告和文件，这些信息不仅是决策、组织、控制、监督的前提，而且通常要用适当的方式向上级机关报告，为上级计划部门和管理部门制订计划提供充分的依据。这一途径纵横交错，上下贯通，对信息采集来说十分便利。

（2）专业部门。内部专业部门包括各有关科室、信息中心、图书馆等。信息来源主要是疾病监测数据、病案、个人健康保健、卫生服务、调查报告、学位论文等各种内部资料以及公开出版的专业书籍、检索工具和杂志等。由于卫生医疗与事业单位的主要任务是为社会提供卫生公共服务，这些内部资料对于制定卫生政策、做好卫生服务管理至关重要，同时也是科学研究所利用的重要数据。通过专业图书与杂志则可以获取大量的外部信息。

（3）内部信息网络。随着信息化技术的发展，愈来愈多的卫生组织建立了自己的信息系统，并且通过通信线路与各部门联系起来，形成单位或本系统内部信息网络。传统的单位内部信息网都是以局域网技术为基础的，通过内部局域网，可以做到本单位的各部门信息共享，根据不同用户的权限对信息加以采集和利用。今后的发展是在单位或整个系统内部建立可以跨平台交换信息、以内联网技术为核心的综合性信息网络，将各自独立的信息系统在更大的范围内形成有机统一的网络体系。例如，可以将几个医院的信息系统互连，实现信息共享。

2. 外部途径

(1)文献部门。文献部门是传统的外部途径，通过它可以进一步获得公开出版物，如专业杂志、图书、年鉴、文摘、目录、索引、统计资料等。一些大学或研究机构内部的图书馆一般有限制性地对外开放，也是获取专业文献的重要途径。

(2)外部信息网络。当代社会正逐步走向信息时代，其主要特征之一，就是信息资源的充分开发和利用。国际互联网是世界上最大的计算机网络，互联网上拥有不计其数的网络资源，用户可以从互联网上获得所需要的信息，包括国内外一些大型科技数据库的有偿服务。目前世界上已有150多个国家和地区联网，链接的大型主机上百万台。在我国已有中国科技网、中国教育网、中国公用计算机互联网和金桥信息网四大骨干网联入国际互联网，为我们提供各种信息服务。

(3)大众传播媒介。通过广播、电视、报纸、杂志等可以得到各种内容的信息，其特点是报道速度快，涉及内容广。但由于它们都是面向大众的，故一般来说缺乏针对性，也比较肤浅，需要进一步分析后加以利用。

(4)社团组织及学术会议。通过学会、协会等专业和行业团体，可以收集到本系统、本行业的内部通信、专业简报、学会论文集等非公开出版物。学术会议可以在第一时间了解本专业的最新动态和科学研究的新进展。

(5)政府部门。政府部门掌握着丰富的信息资源，其直属的卫生信息中心汇集了全国各地的卫生统计报表，掌握着用于宏观管理的各种数据，该机构发布的法规和政策性文件都是重要的信息来源。

(6)个人交往。主要指与专家、教授、顾问及有关人员的座谈和交流获得各种有用的信息。

(7)健康管理服务对象。从服务对象那里可以获得大量的卫生需求信息和反馈信息，这对于提高卫生服务水平、改进服务质量来说是不可忽视的信息来源。

(二)健康信息采集方法

通常可以采用常规和非常规两种采集方法获得。

1. 常规数据采集方法

通过与医疗保健对象进行接触，由卫生医疗单位负责收集数据，可以在卫生单位内进行或通过巡诊、社区、人口登记等方式实现。这是最常用的一种类型，数据由卫生医疗机构内的工作人员在完成日常卫生医疗保健工作时进行记录，包括保健对象管理、卫生保健管理、监控资源使用、卫生医疗服务、疾病监测等。包括我国在内的许多发展中国家，由

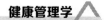
于卫生信息系统不够完善，依靠这种方式所收集到的数据质量一般不高，可以通过一定数量的卫生医疗机构(一般是大医院)工作人员接受专门训练和监督，收集和报告较为复杂的疾病信息来改善数据质量。社区数据收集则是以人群为基础，把医疗服务扩展到家庭。

常规卫生医疗单位收集的数据除质量不高外，还有一个缺点即它们属于不同项目信息收集系统，如医疗、保健、疾病控制、扩大免疫规划、妇幼卫生等都建立了各自的信息系统。随着信息化建设的发展，各种卫生信息标准的制定，不同卫生领域的集约化信息系统模型和框架的建立，将使得数据的收集变得更为系统化，并能够获得完整可靠的数据，其利用价值会远远超出我们的想象。

2. 非常规数据采集方法

为某种特殊目的采用试验或调查的方法获得数据，它既可以是前瞻性的，也可以是回顾性的。例如，对某种药物或保健食品的研究，通过比较干预组与对照组的试验结果，确定其治疗或预防措施的效果与价值。调查是指在自然暴露状态下对某些现象进行的观察，如观察疾病的发生及发展过程，即疾病在人群中是如何发生的，表现出什么特点和规律。调查可以采用普查或抽样调查方式，一般来说，普查的规模和范围较大，必须有上级行政部门强有力的支持，如我国开展的人口普查。实际中用得最多的方法是抽样调查，其中包括病例对照观察和现况调查，前者经常被用于流行病学中的危险因素研究，即在已确诊患有某疾病的人群中随机选取一组患者，在不患有该病的正常参考人群中随机选取一对照组，通过比较两组的不同病因的分布是否存在差异。现况调查是在研究的目标人群中采用一定的抽样方法，获得一定数量的观察样本，然后根据样本信息推断总体特征。通常，抽样是按照统计学原理进行的，具体有简单随机抽样、系统抽样、分层抽样、整群抽样和多阶段混合抽样等，各种抽样技术的运用可以参考有关统计学书籍。

调查采用的工具一般是问卷或测量。数据质量的关键是调查表的设计和抽样框的选择。调查中的调查项目要安排合理，提问语言尽可能通俗易懂，并依照一定逻辑关系和顺序列成表格，调查表的填写应力求简便、清楚，多用简单符号、数字，尽量少用文字回答。抽样框可以是地区的名单、医生或医院的名单、住宅门牌号、邮政编码、电话号码等。另外还有典型调查，即个别访谈不用调查表，需要录音和对内容编码，也可以通过名义小组讨论的方式进行。

常规和非常规两种数据采集方法互为补充，如在免疫接种和扩大免疫规划领域，常规报告可以提供有关发放疫苗数量的数据，一次扩大免疫项目的抽样调查可以获得以人群为基础的覆盖率信息，而相关的医疗单位则可以提供有关社区接种效果的数据。

四、健康信息采集方式

健康信息采集的方式主要可以分为问卷采集、健康档案录入和电子病历提取等 3 种方式。以下主要介绍问卷采集方式，健康档案录入在第四节单独介绍。

（一）问卷采集

信息收集是健康风险评估的第一要素，问卷调查是收集信息的基本形式和常用方法。

1. 问卷调查的分类

问卷调查分为单因素问卷及多因素问卷两类。

(1)单因素问卷。如肥胖与糖尿病问卷；性行为与艾滋病问卷。

(2)多因素问卷为综合问卷。整体健康状况或多影响因素调查，如生活方式与健康。

2. 问卷调查的设计原则

(1)主题和变量明确。语言精练，浅显易懂，避免专业术语、俗语、缩写词，适用不同层面调查对象。

(2)题目数量适中。过于简单则信息量太小；过于复杂则扰乱思路且依从性降低，一般以 15～20min 内答完为宜。

(3)避免双重装填。一个题目混杂两个问题，如"你父母是否患高血压""你是否嗜好可乐及油煎食物"。

(4)符合伦理，保护隐私。

(5)选择中性提问法，避免人为诱导产生信息偏差。

3. 问卷调查表的结构

(1)引言(介绍语)。说明承办调查单位、目的、意义、填写注意事项、回收时间、方式、是否匿名或保密、答谢语。一般不超过 300 字。

(2)一般资料。姓名(或编号)、性别、出生年月、婚姻状况、文化程度、职业、收入、住房、民族、血型、身高、体重等。

(3)问题及备选答案。是问卷主导部分。一般问题不超过 100 个，每个问题的答案不多于 5 种。内容涵盖生活方式、精神压力、社会交往、工作环境、个人史、家族史、既往史、用药史及以往体检阳性数据。

4. 问卷调查质量的评估

问卷调查质量采用信度、效度进行评估。

(1)信度。表现调查问卷的稳定性和同质性。稳定性指重复调查结果的一致性；同质性指问卷各题目与主题的内在相关性。

(2)效度。指调查结果与预定结果的符合程度，包括内容、结构及效标关联度。

（二）基于问卷的健康信息采集

1. 健康问卷

健康问卷是全面、准确、迅速进行个人健康风险评估的重要依据，占评估内容的 5/6

以上。健康问卷应特别强调以下几方面内容：

(1)真实性。健康体检前健康管理师与服务对象进行沟通(电话、面谈等)，将会更有利于问卷的质量。

(2)私密性。健康状况属于个人的隐私，健康管理师和健康管理机构要严格遵守职业道德。

(3)个性化。除通用的一般问卷外，要增添专业问卷，如营养、心理、运动、脊柱等问卷，这对具有特殊风险因素的人群是十分重要的。

2. 健康体检

健康体检是健康管理的前置工作，是健康管理信息平台的重要内容。

(1)要严把健康体检过程的质量关。对健康体检机构的资质、专业人员的水平、所用检验试剂的质控，都应有严格的要求。优质的健康管理服务应该具有 3 大特点：①受检者每个人的数据管理的持续性(终身)；②在二次预防的基础上，达到一次预防(成效)；③努力保持让受检者满意(衡量服务质量好坏的权威性指标)。

(2)个性化。健康体检项目的选择，除一般健康体检项目外，应依据服务对象性别、年龄、职业特点、个人的需求等确定。切忌不是项目多就是水平高，检查项目的多与少、时间的长与短，一要依据服务对象的具体需求(个性化)；二要依据检查机构的具体条件与可能，不能一概而论。目前能做到真正意义上全面的健康管理服务机构很少，将来也不会是全部。

(3)资源共享。健康管理机构一方面如何与医院分工明确；另一方面医疗服务的市场化将催生专业的影像诊断中心、临床检验中心等机构的产生。

(三)健康风险评估

(1)健康风险评估是以服务对象的健康档案为依据，由健康管理师牵头，通过专家组对服务对象的健康状况、健康危险因素及未来可能患病危险性等，进行分析及定性或定量的评价，为制定健康干预和促进方案提供依据。

(2)健康管理机构一般均采用计算机软件评估系统进行风险评估。首先把健康档案中有关健康信息(健康问卷、健康体检、动态信息等)输入计算机，按加权法、模型法进入软件分析程序，最终给出评估的结果。除综合整体评估外，还要有专项评估，如营养评估、心理评估、体能评估、脊柱评估、心肺功能评估等。根据各类评估的内容，制定相应的健康处方。

(3)仅有一次健康体检和评估意义并不大，重要的是服务对象有若干次的健康体检和健康评估，并找出相邻两次健康检查和相邻两次健康评估(健康促进效果评估)的差异，进而修订健康促进计划，进一步改善健康状态，减少健康危险因素。

(4)数据质量。数据的标准化是进行健康信息分析的基础，而目前缺乏统一的标准，影响数据的分析和整合。

(5)分析模型和评价标准。目前针对健康人群和亚健康状态的人群，缺乏统一的数据分析模型和评价标准，影响了健康评估的科学性。

第三节　健康管理信息平台

通过健康管理信息平台对个人和社会群体实行综合性健康分析和健康指导干预，从而降低疾病风险，为个人及社会减轻医疗负担，带来经济效益；同时通过健康管理平台的使用，通过对人群大量数据的累积、效果跟踪、统计分析，可以服务于科研，带来较大的社会效益。

一、健康管理信息平台构成

健康管理信息平台是由客户健康管理自主服务、医生健康管理工作互动指导和机构数据分析处理业务工作平台三大功能平台构成的。

(一)客户健康管理自主服务平台

客户健康管理自主服务平台是由健康档案、健康评估、膳食管理、运动管理、压力管理、生活方式管理、健康监测、健康工具、健康资讯、账户管理十大基本模块构成，客户可以通过这些模块进行账号注册、登录，建立个人健康档案，查看各种健康评估结果，了解自身疾病风险，通过自我记录及上传膳食、运动日志、调整生活方式以及压力释放方式，在医生指导下降低疾病风险，达到自我有效的健康管理。

(二)医师健康管理工作互动指导平台

医师健康管理工作互动指导平台是由健康管理档案、健康评估管理、健康干预管理、健康咨询管理、站内短信管理、手机短信管理等几大功能模块构成的，医生通过这些模块对客户进行档案编辑、风险疾病评估分析、膳食及运动管理评估、健康监测等，制订个性化的健康管理方案及回访跟踪记录，实现对客户综合性健康指导和干预。

(三)机构数据分析处理业务工作平台

机构数据分析处理业务工作平台是由会员管理、客户管理、数据分析、接口管理、系统管理等功能构成，将个人及群体的体检数据与相关信息在后台进行数据分析整合处理，

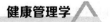

进行科学的疾病风险评估，从而量化健康风险、量化健康危险因素，并提供个性化的健康风险管理方案。通过量化的膳食处方、运动处方等指导方案，按照质量管理的 PDCA 循环管理理论，通过 12 周阶梯式强化管理，使医生及客户进行有效互动式健康管理指导咨询。同时具备健康管理效果医学统计分析、医生权限配置、系统角色管理、客户信息配置、系统信息维护等。

二、健康管理信息平台服务内容与功能模块

（一）问卷

问卷是健康管理过程中用于采集客户健康信息的重要工具，结合健康管理平台数据分析需要而设计，主要包括几方面：基本信息、个人疾病史、疾病家族史、吸烟、膳食、运动、睡眠、心理状况、居住环境、体检信息等。

（二）档案

健康管理平台通过数据挖掘技术、计算机接口技术从体检系统中采集数据，同时整合问卷采集信息、客户上传信息，建立个人健康管理档案，通过计算机信息手段并最终形成数据分析模型，从而生成疾病风险评估和制订健康管理干预方案。健康档案主要包括个人基本信息、疾病和健康问题摘要、卫生服务记录三大方面。

（三）评估

健康管理平台评估模块是基于循证医学研究成果，通过数学建模，进一步开发研究形成计算模型。此计算模型是以是否发病或死亡作为因变量，以危险因素为自变量，采用量表形式提前识别个人健康风险及风险等级，其评估具有疾病专一、量化评估和个体化等特点。评估系统服务内容可以从三个方面入手。

（1）生活方式疾病风险评估，主要包括缺血性心脑血管疾病、糖尿病、高血压，各种癌症如肺癌、胃癌、肝癌、肠癌等。

（2）生活方式与心理健康评价，包括健康年龄评价、尼古丁依赖评价、体力活动水平评价、膳食宝塔吻合度评价、症状自测量表心理评价、婚姻质量评价、人际信任评价、抑郁自我评价、老年抑郁评价、焦虑自我评价、社交回避或苦恼。

（3）健康管理干预手段评估，如膳食习惯评估、运动处方效果评估等。

（四）管理

健康管理平台利用计算机网络技术与电讯技术智能化结合，从而对客户进行有效健康

管理和干预，最终达到预防和控制慢性疾病的发生、发展，改善个人健康状况的目的。其服务系统包括电话呼叫中心系统、平台网络短信系统、手机短信系统、电子邮件系统、互联网查询及数据上传、疾病追踪回访等方式，实现全面、可持续的双向交流和健康管理干预。

（五）计划

健康管理平台通过与体检系统软件、医院信息系统、检验科信息系统、影像归档和通信系统等进行数据联接，利用平台健康评估数据库、膳食处方数据库、运动处方数据库等信息化手段对客户资料进行综合分析和评估，为客户制订合理科学、个性化的健康管理计划，系统主要包括运动、饮食、心理等方面的管理计划和慢性病干预以及就医指导计划等。

（六）监测和跟踪

通过健康管理平台数据层对客户资料进行量化处理分析，形成直观发展趋势图，得出引起健康风险的主要因素，然后有的放矢地进行定期监测跟踪，包括引起疾病风险的医学指标如血压、血脂、胆固醇、血糖、甘油三酯等；一般生活习惯所致的危险指标如体重、腰围、BMI、食物、运动方式等。

（七）营养和运动处方

通过健康管理平台计算机分析手段，为管理客户制定不同的膳食处方和运动处方。

1. 膳食处方系统

根据科学的膳食指南及研究结果，在疾病膳食指导原则的指导下，利用膳食处方系统进行分析、调整，从而制定不同客户不同阶段的膳食营养处方。

2. 运动处方系统

根据人体运动时体内三大物质代谢机制，结合科学性的能耗仪器，建立能耗消耗模型，利用平台运动处方运算系统进行分析及调整、评价，从而制订不同客户不同阶段的运动处方。

（八）效果评价

在健康风险、干预目标、膳食结构、运动能耗以及精神压力量化式、互动式、阶段性管理后，利用健康平台数据化分析，从而得出科学、综合性的健康效果评价。包括膳食习惯总体评价、运动方式总体评价，以及通过管理之后客户健康状况改善评价，干预前后疾病危险因素对比评价，生活方式评价、疾病发病风险评价等，了解健康管理的量和质的完成情况，以及进一步需要健康管理的重点和计划。

三、健康管理平台实施与管理

（一）健康管理平台的实施流程

1. 填写问卷

客户填写问卷，由健康管理信息采集医师上传到健康管理平台，同时协助客户在健康管理平台注册客户个人账号。

2. 建立健康档案

健康管理师协助客户在平台上填写或修改资料，包括客户基本信息、疾病史、家族史、生活习惯以及体检记录等，建立个人完整健康管理档案。同时根据客户健康档案信息，健康管理师对客户进行疾病风险等级分类。

3. 进行健康评估

建立客户健康档案后，对客户进行专业化综合性健康评估，明确客户相关疾病危险因素及健康发展趋势、膳食习惯及运动方式，向客户解读健康评估报告，实现健康信息动态管理。

4. 制订健康管理计划

分析客户各种评估结果，针对健康改善需求确定慢性病预防、用药指导、膳食处方、运动处方、监测重点等干预目标，将可控制指标定为管理重点，按不同阶段制订个性化的健康管理计划。

5. 实施健康干预

健康管理师根据客户健康管理计划，定期、定性地通过网络平台与客户互动，利用短信、电话、上访等方式阶段性跟踪维护，指导客户调整饮食、促进合理运动，指导慢性病用药、定期体检，帮助客户进行健康改善，从而达到健康目标。

6. 健康管理效果评价

健康管理结束，对客户阶段性健康管理效果进行综合评价，分析汇总，存档备案。

（二）健康管理平台的管理

1. 质量管理

健康管理平台使用者一般为医疗卫生服务机构，第一，为保证健康管理平台正常顺畅运行，需要良好的硬件建设以及相关医疗 IT 软件方面物质支持；第二，使用健康管理平台对客户群进行有效管理，必须依据网络架构、工作任务、性质和有关规定科学编制工作人员、基层健康管理人员、健康管理平台质量把关人员以及根据需要聘请相关顾问等合理的专业人员结构，明确任务划分，健全岗位职责和各项规章制度，从人员组织上保证健康管理平台服务质量。

2. 人员组织管理

利用平台开展健康管理服务至少需要两方面人才，第一，具有一定医疗水平的医护人员；第二，熟悉医疗相关技术工作以及掌握计算机系统和通信技术、掌握管理相关知识的综合型管理人员，以对平台使用和服务质量进行技术把关。对所有参加健康管理平台的工作人员，一律进行严格的岗前业务培训。

3. 资料管理

健康管理平台的资料主要包括患者病史资料、登录信息资料、网络互动咨询资料以及健康管理服务情况登记资料等图文资料。第一，对于资料的收集、整理、登记、备份保存需要加强管理、妥善合理保管，同时建立健康管理服务情况的统计数据库并与病案管理相结合，将客户相关健康管理资料纳入到正规的档案管理工作中；第二，对于所有客户资料的保密工作尤其重要，对客户档案资料调阅、移出、销毁等应严格按规定手续办理，必须经指定领导人审批，认真履行登记、签字手续，任何人无权擅自调阅，确保客户档案私密安全性，根据国家相关法规制定保密制度。

健康管理是医学和计算机技术结合所形成的新服务领域，在人群中普遍开展健康管理，符合国家的长远发展战略，但目前还未形成一套完整的质量控制和法律体系。因此，需要在实际应用中进一步完善各项规章制度，使健康管理服务工作法制化，确保医疗安全，促进医疗卫生事业的发展。

第四节　居民健康档案及其管理

一、健康档案信息架构概述

居民的健康档案信息客观上来源于众多医疗卫生服务机构，只有将这些分散在不同地点、以不同形式表示和存储的数据信息通过统一的标准汇集和交换，才能形成统一和完整的居民电子健康档案，实现信息共享。居民健康档案信息架构，是为了让区域卫生信息平台建设者依照统一的建模方法和技术路线，把分散的、不一致的信息资源规范和整合为一个完整的逻辑主体。信息架构是基于健康档案的区域卫生信息平台的核心，在构建信息架构时必须充分考虑到区域中各种卫生及相关业务活动的业务要求。

（一）信息架构的组成

信息架构组成包括数据模型、数据存储模式与数据管理三部分。数据模型是对卫生领域各种活动所产生和使用信息与数据的抽象表述，为卫生信息领域中不同应用开发者提供统一的建模工具和方法，保证数据定义和表述的一致性。数据模型进一步细分为：数据概念模型、数据逻辑模型、数据物理模型，以及相对应的数据标准。数据存储模式是指数据的存储框架，其所研究和解决的问题是，共享数据资源在空间上如何分布和存储的问题。数据管理主要是制定贯穿健康档案数据生命周期的各项管理制度。

1. 数据模型

数据模型是平台信息架构规划中最重要的内容，定义良好的数据模型可以反映业务模式的本质，确保信息架构能为业务需求提供全面、一致、完整的高质量共享数据，且为划分应用系统边界、明确数据引用关系、定义应用系统问题的集成接口提供开发依据。良好的数据建模与数据标准的制定是实现数据共享，保证信息一致性、完整性与准确性的基础，在这一基础上，区域卫生信息平台才能通过信息系统的应用开发，实现基于数据的管理和决策功能。

数据模型分为：数据概念模型、数据逻辑模型、数据物理模型。数据概念模型是对卫生领域各种数据的最高层抽象，用来描述卫生信息的概念化结构，数据范围以及数据之间的联系等，与具体业务域和技术实现方法无关。数据概念模型的特点是凌驾于个别业务需求之上，满足全局的共性需求。数据逻辑模型是用户对某一业务域内数据的抽象描述，从具体的一个业务域提出对数据内容和逻辑关系的理解，而与信息技术实现方法无关。数据逻辑模型的特点是技术无关性。数据物理模型是描述数据具体存储实现方式，例如，使用什么数据库系统或使用什么存储介质。数据模型是本章描述的重点。关于数据标准部分，可参考相关的国际和国内标准。

2. 数据存储模式

对于基于健康档案的区域卫生信息平台来说，数据存储模式是信息架构要考虑的一项重要内容。对于区域卫生信息的使用者而言，没有必要关心数据的存储模式。这比如大家从互联网上查找新闻时，大家并不关心存储这条新闻的服务器放在哪个国家，即也不必关心数据存储模式。但是区域卫生信息平台的设计者，需要从经济可行性、技术可行性和管理可行性方面去考虑选择不同的数据存储模式。

数据存储模式种类有以下三种：集中式、分布式和联邦式。①集中式是建设一个统一的数据中心，把一个区域内需要共享的数据集中全部存储在数据中心。②分布式是一个区域内没有统一的数据存储中心，数据可以分散在不同的机构和地点。例如，某个患者需要访问上个月做的X线检查资料，区域卫生信息平台会将该患者的访问需求转移到其上个月去的医院系统，将存储在该医院的数据提供给患者使用。③联邦式是集中与分布相结合的数据存储模式，用户经常访问的数据集中在数据中心，其余分散在不同地点或机构。

3. 数据管理

数据管理主要是制定贯穿健康档案数据生命周期的各项管理制度，包括数据模型与数据标准管理、数据存储管理、数据质量管理、数据安全管理等制度。基于健康档案的区域卫生信息平台的数据管理制度将在平台的建设过程中逐步完善。

4. 数据模型的重要性

数据概念模型提供了一个易于理解的健康档案的整体信息定义框架，是健康档案信息模型的基础架构。在数据概念模型的指导下，可以针对各个具体的业务域建立相应的逻辑数据模型。因此，数据概念模型将为基于健康档案的区域卫生信息平台的开发提供一个整体信息框架和数据应用指南。

数据逻辑模型描述具体的健康档案信息，它与数据概念模型一样独立于任何具体的信息系统。其作用是为健康档案中来源于各种卫生服务活动的所有记录信息，建立一个统一的标准化的数据表达模式和信息分类框架，并方便对健康档案信息的快速理解和实现健康档案的信息共享。

在基于健康档案的区域卫生信息平台中，数据模型有利于支持多个信息系统的开发，减少重复性工作，降低开发成本，加快系统的开发速度。在同一个数据模型指导下开发的多个系统间具有良好的信息一致性，为系统间的数据交换与共享奠定了基础。

数据分类虽然与数据模型之间有着内在的关系，但数据分类不能代替数据模型。数据分类框架关心的是对数据的分类，确定数据所在的位置，以便用户存放、查找及使用数据，但并不涉及对于主题域、类之间的关联以及类属性的描述。而建立数据模型的目的是为了更全面地理解信息和描述信息。

二、健康档案的信息内容

（一）建立以人为中心的健康信息设计模型

从居民连续的一生健康迁移状态为分析路径，分析其连续的健康状态下与各类服务机构的关联，这是健康档案模型建立的基础。

健康档案的系统架构是以人的健康为中心，以生命阶段、健康和疾病问题、卫生服务活动（或干预措施）作为三个维度构建的一个逻辑架构，用于全面、有效、多视角地描述健康档案的组成结构以及复杂信息间的内在联系。通过一定的时序性、层次性和逻辑性，将人一生中面临的健康和疾病问题、针对性的卫生服务活动（或干预措施）以及所记录的相关信息有机地关联起来，并对所记录的海量信息进行科学分类和抽象描述，使之系统化、条理化和结构化。健康档案的三维系统架构如图 3-2 所示。

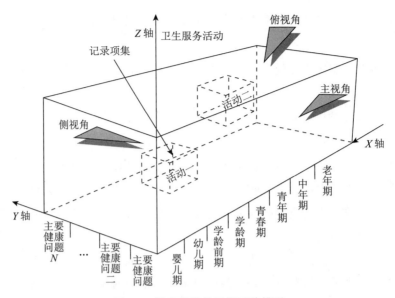

图 3-2 健康档案的三维系统模型

（1）第一维（X 轴）：生命阶段。按照不同生理年龄可将人的整个生命进程划分为连续的若干生命阶段，如婴儿期（0～1 岁）、幼儿期（1～3 岁）、学龄前期（3～6 岁）、学龄期（6～12 岁）、青春期（12～20 岁）、青年期（21～45 岁）、中年期（45～60 岁）、老年期（60 岁以上）等 8 个生命阶段。也可以根据基层实际工作的需要，将人群划分为儿童、青少年、育龄妇女、中年和老年人。

（2）第二维（Y 轴）：健康和疾病问题。每一个人在不同生命阶段所面临的健康和疾病问题不尽相同。确定不同生命阶段的主要健康和疾病问题及其优先领域，是客观反映居民卫生服务需求、进行健康管理的重要环节。

（3）第三维（Z 轴）：卫生服务活动（或干预措施）。针对特定的健康和疾病问题，医疗卫生机构开展一系列预防、医疗、保健、康复、健康教育等卫生服务活动（或干预措施），这些活动反映了居民健康需求的满足程度和卫生服务利用情况。

健康档案的三维概念模型，可以清晰地反映出不同生命阶段、主要疾病和健康问题、主要卫生服务活动三者之间的相互联系。同时，坐标轴上的三维坐标连线交叉所圈定的空间位置（域），表示了人在特定生命时期、因特定健康问题而发生的特定卫生服务活动所需记录的特定记录项集。由于三维空间中的任意一个空间位置都对应着某个特定的健康记录，从而构成一个完整、立体的健康记录，这些健康记录全面地反映了个人健康档案内容的全貌。

健康档案的三维概念模型为健康档案内容的规划与设计提供了一个科学、合理、灵活的指导框架。由于人的健康状况及健康危险因素在很大程度上受到社会经济和环境因素条件的影响，因此在不同的社会经济发展阶段、不同的地区和环境条件下，所需重点关注的主要健康问题以及所需记录的主要健康信息必然存在差异。在进行健康档案的规划设计时，应因地制宜，在三维概念模型的指导下，根据不同环境条件和关注的重点选取适合本地需求的主要健康问题和记录项集；并可根据实际情况进行灵活调整（更新、缩减或扩展），使有限的卫生资源得到合理的分配和充分利用。

另外，与特定健康问题和卫生服务活动相对应的记录项集的内容，即内部记录项也不是一成不变的。在所关注的健康问题及卫生服务活动的深度和广度不断调整、完善的过程中，健康记录的内容可以随着居民健康管理需求或干预措施的变化与改善而进行适时调整。

由此可见，用于描述健康记录的数据模型必须具备良好的可扩展性，在满足所记录的健康内容不断变化的同时，能够保持数据模型的稳定。

（二）健康档案的基本内容

根据健康档案的基本概念和系统架构，健康档案的基本内容主要由个人基本信息和主要卫生服务记录两部分组成。

1. 个人基本信息

个人基本信息包括人口学和社会经济学等基础信息以及基本健康信息。其中一些基本信息反映了个人固有特征，贯穿整个生命过程，内容相对稳定、客观性强。

(1)人口学信息如姓名、性别、出生日期、出生地、国籍、民族、身份证件、文化程度、婚姻状况等。

(2)社会经济学信息如户籍性质、联系地址、联系方式、职业类别、工作单位等。

(3)亲属信息如子女数、父母姓名等。

(4)社会保障信息如医疗保险类别、医疗保险号码、残疾证号码等。

(5)基本健康信息如血型、过敏史、预防接种史、既往疾病史、家族遗传病史、健康危险因素、残疾情况、亲属健康情况等。

(6)建档信息如建档日期、档案管理机构等。

2. 主要卫生服务记录

健康档案与卫生服务活动的记录内容密切关联。主要卫生服务记录是从居民个人一生中所发生的重要卫生事件的详细记录中动态抽取的重要信息。按照业务领域划分，与健康档案相关的主要卫生服务记录如下。

(1)儿童保健。出生医学证明信息、新生儿疾病筛查信息、儿童健康体检信息、体弱儿童管理信息等。

(2)妇女保健。婚前保健服务信息、妇女病普查信息、计划生育技术服务信息、孕产期保健服务与高危管理信息、产前筛查与诊断信息、出生缺陷监测信息等。

(3)疾病预防。预防接种信息、传染病报告信息、结核病防治信息、艾滋病防治信息、寄生虫病信息、职业病信息、伤害中毒信息、行为危险因素监测信息、死亡医学证明信

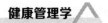

息等。

(4)疾病管理。高血压、糖尿病、肿瘤、重症精神疾病等病例管理信息,老年人健康管理信息等。

(5)医疗服务。门诊诊疗信息、住院诊疗信息、住院病案首页信息、成人健康体检信息等。

3. 健康档案的信息来源

健康档案信息量大、来源广且具有时效性。其信息收集应融入医疗卫生机构的日常服务工作中,随时产生、主动推送,一方采集、多方共享,实现日常卫生服务记录与健康档案之间的动态数据交换和共享利用,避免成为"死档",并减轻基层卫生人员的负担。

对于人的主要健康和疾病问题一般是在接受相关卫生服务(如预防、保健、医疗、康复等)过程中被发现和被记录的,所以健康档案的信息内容主要来源于各类卫生服务记录。主要有三方面:一是卫生服务过程中的各种服务记录;二是定期或不定期的健康体检记录;三是专题健康或疾病调查记录。

卫生服务记录的主要载体是卫生服务记录表单。卫生服务记录表单是卫生管理部门依据国家法律法规、卫生制度和技术规范的要求,用于记录服务对象的有关基本信息、健康信息以及卫生服务操作过程与结果信息的医学技术文档,具有医学效力和法律效力。

目标测试

1. 名词解释

(1)健康信息技术

(2)健康管理信息平台

(3)基本数据集

2. 简答题

(1)简述健康信息管理的意义。

(2)健康信息采集的方法与途径有哪些?

(3)简述居民健康档案的信息架构。

第四章
中医特色健康管理

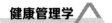

1. 了解中医学养生的特点、原则和方法;
2. 了解中医健康管理的原则和目标;
3. 掌握中医健康管理的基本方式;
4. 掌握中医健康管理基本技术和方法。

第一节　中医健康管理理论基础

中医健康管理是以中医学整体观、辨证观、治未病为指导思想,结合健康管理学的理论方法,通过对健康状况进行全面的中医信息采集、监测、分析、评估,以维护个体和群体健康为目的,提供中医健康咨询指导、中医健康教育以及对健康危险因素进行中医干预的综合过程。中医健康管理的主体是经过系统中西医学教育或培训,并取得相应资质的医务工作者。中医健康管理的客体是健康人群、亚健康人群以及慢性非传染性疾病早期或康复期人群。

一、哲学基础

(一)精气学说

精气学说是古代先贤探求宇宙本原和阐释宇宙变化的一种世界观和方法论。精,又称精气,在中国古代哲学中,一般泛指气,是一种充塞宇宙之中的无形(指肉眼看不见的形质)而运动不息的极细微物质,是构成宇宙万物的本原。在某些情况下专指气中的精粹部分,是构成人类的本原。精气学说认为,精气是宇宙万物的共同本原,精气自身的运动变化,推动和调控着宇宙万物的发生、发展和变化。中医学以精气学说的观点为方法指导,来说明人体以"精"为生命的本源,"精气"的发生、发展、变化推动和调控着生命活动的全过程。

(二)阴阳学说

阴阳学说,是研究阴阳的内涵及其运动变化规律,并用以解释宇宙间事物的发生和发展变化的一种古代哲学理论。阴阳学说渗透到医学领域,逐渐与中医学的具体内容融为一体,形成了中医学的阴阳学说。中医学的阴阳学说,是用阴阳的运动规律解释人体的生命活动、病理变化并指导临床实践的一种基本理论。

阴阳，是对自然界相互关联的某些事物或现象对立双方的概括。它既代表相互关联但性质相反的两种事物或现象，又可用以说明同事物或现象内部相互对立的两个方面。阴阳学说认为，凡属相互关联而又相互对立的事物或现象，都可以根据阴阳的属性来加以概括。一般而言，凡是运动的、外向的、上升的、温热的、明亮的、兴奋的都属于阳的特性。而相对静止的、内守的、下降的、寒冷的、晦暗的、抑制的皆属于阴的特性。如天在上属阳，地在下属阴；白昼明亮属阳，夜晚黑暗属阴；水性冷凝向下属阴，火性温热炎上属阳；气具有推动、温煦作用，故属阳，血具有滋润、濡养作用主静，故属阴。因此，阴和阳的属性，可以作为区分事物或现象属性的标准。

事物的阴阳属性不是绝对的，而是相对的。其相对性主要表现在以下两个方面。其一，阴阳两方在一定的条件下可以发生相互转化，阴可以转化为阳，阳可以转化为阴。如寒证转化为热证，热证转化为寒证，病证的寒热性质变化了，其阴阳属性当然也要随之改变。其二，阴阳具有无限可分性，即所谓阴阳之中又有阴阳，"阴阳互藏"。如昼为阳，夜为阴。昼又可分为上午与下午，上午阳益趋旺而为阳中之阳，下午阳渐衰减而为阳中之阴；夜又可分为前半夜与后半夜，前半夜阴越趋盛而为阴中之阴，后半夜阴渐衰阳渐复而为阴中之阳。正如《黄帝内经·素问·阴阳离合论》指出："阴阳者，数之可十，推之可百，数之可千，推之可万；万之大，不可胜数，然其要一也。"

（三）五行学说

五行学说是研究木、火、土、金、水的概念、特性、生克规律，并用于阐述宇宙万物的运动变化及其相互联系的古代唯物主义哲学思想。五行学说认为，宇宙间的一切事物都是由木、火、土、金、水五种基本物质所构成的，自然界各种物质和现象的发展变化，都是这五种物质不断运动和相互作用的结果。

五行学说运用于中医领域，主要用以阐述人体脏腑生理、病理及与外在环境的相互关系，从而指导临床诊断和治疗。"五"是指木、火、土、金、水五种基本物质，最初又称为"五材"；"行"，是指运动变化。因此，五行是指木、火、土、金、水及其所构成的五大类事物之间的相互联系和运动变化。就性质而言，五行是以木、火、土、金、水五种物质的基本特性及其五行之间的相互资生、相互制约规律来认识世界、解释世界和探求自然规律的一种自然观和方法论。

二、理论基础

（一）整体观念

整体观是指事物是一个有机整体，体现在事物内部的各部分之间和事物与事物之间均是不可分割相互联系的。中医学的整体观是关于人体自身的完整性及人与自然、社会环境的统一性的认识，是中国古代哲学思想和方法在中医学中的具体体现。人们在观察、分析、认识和处理有关生命健康和疾病等问题时，必须注重人体自身的完整性及人与自然、社会环境之间的统一性和联系性。整体观贯穿于中医学的生理、病理、诊法、辨证、养生、防治等各个方面，是中医学基础理论和临床实践的指导思想。这与现代医学"生物—心理—社会医学"模式相一致。

（二）辨证论治

辨证论治，是中医学认识疾病和治疗疾病的基本原则，并贯穿于预防与康复等医疗保健实践的过程。所谓辨证，就是将四诊（望、闻、问、切）所收集的各种病情资料进行分析、综合，辨清其病因、病位、病性及邪正之间的关系，最终概括、判断出某种性质的"证"。所谓论治，则是根据辨证的结果，选择和确定相应治疗原则和治疗方法的过程。辨证是决定治疗的前提和依据，论治是治疗疾病的具体手段和方法，治疗效果又是对辨证是否正确的检验。因此，辨证和论治，是诊治疾病过程中相互关联、不可分割的环节，是理论和实践的有机结合，是中医理、法、方、药在临床上的具体体现。

（三）三因制宜

三因制宜即因时、因地、因人制宜。因时制宜是指根据不同季节气候特点来制定适宜的治疗原则；因地制宜是指根据不同地区的地理特点来制定适宜的治疗原则；因人制宜是指根据病人年龄、性别、体质、生活习惯的不同来制定适宜的治疗原则。

（四）治未病

"治未病"是指综合运用中医行之有效的预防保健措施或相关治疗、调理方法，防止疾病发生、发展、传变及复发的方法，是中医治则学说的基本法则和中医药学的核心思想之一。同时也是中医预防保健和现代健康管理的重要理论基础和准则。

（五）藏象学说

"藏"，指藏于体内的脏腑。"象"，征象，指表现于外的生理、病理现象。脏居于内，形现于外，故曰藏象。藏象学说是研究人体内脏的形态结构、生理功能、病理变化及脏与腑、脏腑与精气血津液、脏腑与形体官窍之间等关系的学说。"藏象"蕴含了中医学认识脏腑生理病理的思维方法。脏腑是人体内脏的总称。根据其生理功能特点的不同，分为五脏（心、肺、脾、肝、肾）、六腑（胆、胃、小肠、大肠、膀胱、三焦）和奇恒之腑（脑、髓、骨、脉、胆、女子胞）。五脏，多为实体性器官，共同生理功能特点是化生和贮藏精气。六腑多为中空管腔性器官，共同生理功能特点是受盛和传化水谷。奇恒之腑形多中空，与六腑相似，功能上却内藏精气，类同于脏，似脏非脏，似腑非腑，故名"奇恒之腑"。五脏六腑的生理功能特点的区别，在临床实践中具有指导意义，如脏病多虚，腑病多实。脏实者可泻其腑，腑虚者可补其脏。

（六）气血津液

气、血、津液是构成人体和维持人体生命活动的基本物质，是脏腑、经络生理活动的物质基础和产物。气、血、津液的生成和代谢有赖于脏腑、经络的功能活动，尤其与肺、脾、肾关系密切，三者在生理上相互联系，在病理上则相互影响。

（七）经络学说

经络是人体运行气血、联络脏腑、沟通内外、贯穿上下的通路，包括经脉和络脉。经络学说则是研究人体经络的循行分布、生理功能、病理变化及其与脏腑关系的一种学说。

藏象学说具有以五脏为中心的整体观。人体是以心为主宰，五脏为中心，结合六腑、奇恒之腑、形体官窍，以精、气、血、津液为物质基础，通过经络相互络属而组成的一个有机整体，五脏、六腑、精、气、血、津液等的生理功能相互协调、相互为用，共同维系着人体内外环境的相对平衡和稳定，维持人体的正常生命活动。

第二节　中医健康管理目标

《中医药发展战略规划纲要（2016—2030年）》明确提出："到2030年中医药健康服务能力显著增强，在治未病中的主导作用、在重大疾病治疗中的协同作用、在疾病康复中的核心作用得到充分发挥。"治未病是中医学的特色和优势，我们应充分发挥。早在《黄帝内经·素问·四气调神大论》中就说："是故圣人不治已病，治未病，不治已乱，治未乱，此之谓也。夫病已成而后药之，乱已成而后治之，譬犹渴而穿井，斗而铸锥，不亦晚乎。"这里指出，好的医生治病，能够在疾病的潜伏期或尚未恶化的时候就掌握了病情并早期治疗，防病于未然，治病于萌芽，使病不发生，或使已发生的疾病中止进展。

"治未病"的核心要点包括未病养生、防病于先，欲病救萌、防微杜渐，已病早治、防其传变，病后调摄、防其复发，简要地概括起来就是未病先防、欲病早治、既病防变和愈后防复四个方面。

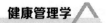

一、未病先防

未病先防是指在机体未患病之前采用预防的方法从而避免亚健康状态与疾病的发生，适用于未病的健康人群与亚健康人群。包括祛除影响健康的因素、主动养生、锻炼身体。影响健康的因素包括外因和内因两类，外因包括环境因素、工作压力、人际关系、家庭或社会负担等，内因包括自身抗病能力、健康意识、不良生活方式、感情挫折等。增强健康意识，积极行动，采取各种措施，做好预防工作，可以提高机体抗病能力，防止病邪侵袭。

二、欲病早治

欲病早治是指在机体处于即将发病的阶段，应在明确疾病发生发展规律的前提下，早期诊断，提前治定，截病于初，采用"迎而击之"之法，一方面可以控制疾病发生并蔓延深入，另一方面尚可以避免正气的过度损耗。这种方法是"上工救其萌芽"思想的具体体现。若此阶段因循失治，则病成而邪进。

三、既病防变

既病防变是指当机体已经处于疾病状态时要明确诊断，准确治疗，同时还要根据疾病传变规律，预测可能传变的脏腑，提前干预，防止疾病进一步传变或殃及其他未病脏腑。《黄帝内经·素问·玉机真藏论》指出："五脏相通，移皆有次。五脏有病，则各传其所胜，不治。"而《金匮要略》中"见肝之病，知肝传脾，当先实脾"与《温热论》中"务在先安未受邪之地"等观点均是既病防变思想的明确体现。

四、愈后防复

愈后防复是指疾病初愈时，采取适当的调养方法及善后治疗，防止疾病的复发。疾病初愈，虽然症状消失，但此时邪气未尽，正气未复，气血未定，阴阳未平，必待调理方能渐趋康复。所以疾病发生后，可适当用药物巩固疗效，同时配合饮食调养，注意劳逸得当，生活起居规律以期早日康复，避免疾病的复发。

第三节　中医健康管理方式

一、中医健康管理服务对象

（一）中医体质偏颇人群

由于先天禀赋和在生长、发育过程中受到家庭、社会、自然等各种因素的影响，使得每个个体在形态结构、生理功能和心理状态上形成了自己的特质，多数情况都存在着一定的偏颇情况。

（二）亚健康人群

质量互变规律是唯物辩证法的规律之一，它揭示了事物发展内部矛盾的普遍性，说明事物发展是质变和量变的统一、是连续性和阶段性的统一。人的健康状态也是如此，疾病的产生常常是亚健康量变积累发展的结果，亚健康阶段虽然不能被诊断为某种病，但是有各种不适主诉，常严重地影响着人们的生活质量和工作效率。

（三）慢性疾病需实施健康管理的人群

随着科技进步、社会经济的发展，我国卫生健康状况也随之发生改变，我国已由过去的感染性疾病为主转变为慢性非感染性疾病为主，慢性疾病呈缓慢发展和进展过程，多与不良的生活方式有关，既需要规范地治疗，更需要长期管理、跟踪监测和专家的指导。

（四）病后康复人群

许多疾病尤其是慢性疾病，不能根治，而常呈反复发作之势，这就需要在急性发作控制之后，予以康复，防止再次发作加重病情，通过中医健康管理调治可以达到病后防复、延缓病情进展的目的。

（五）特殊人群

儿童处在生长发育阶段，育龄妇女有经带胎产的生理特点，老人存在自然衰老、五脏皆虚、器官功能逐渐衰退的状态，这类人群无论是处于健康状态还是疾病状态，其年龄或性别等因素会影响其健康和疾病特征，是中医健康管理的重点人群。

二、中医健康信息采集

中医健康信息采集就是用科学的方法收集与健康相关的信息，包括身体健康信息以及影响健康的饮食、运动、睡眠、心理、气候、居住环境等信息。通过对中医健康信息的采集，可以帮助医生评估个体健康状况及影响健康的相关因素，掌握个体的病情，确定防治重点和干预策略，制订个性化的健康管理方案，也为今后评估综合防治效果提供基础依据。健康信息的采集方法和内容要力求科学，设计合理，不能千篇一律。

人的健康状态受体质、年龄、性别、环境、气候、心理、社会等诸多因素的影响，所以与个体健康状态相关的信息是非常多的，必须尽可能全面地获取健康信息，才有可能准确地判断健康状态，仅依靠少量的特异性指标是不够的。由于受到历史条件的限制，传统的中医健康信息主要包括症状、体征和病史，以及地理环境、气候条件、四时节气等。现代中医健康信息管理在传统的基础上增加了理化指标等，这些都是判断健康状态的重要依据。此外，诸如穿着习惯和颜色喜好等与心理、性格相关的信息也都属于健康信息的采集范畴，所以凡是基于"整体医学"的健康认知理论内容都属于中医健康信息。我们把中医健康信息分为三大类，即宏观参数、中观参数和微观参数。

宏观参数由各种宏观物体、宏观现象所组成，主要包括与健康状态相关的天时、气候、地理环境、季节、节气等参数。中观参数指的是人类日常生活中所接触到的，主要包括与健康状态相关的生物、心理、社会环境等表征参数。微观参数指的是借助于现代技术手段采集的参数，主要包括理化指标、病理检查等，以及部分中医可以量化的信息，如脉诊仪、舌诊仪等采集的信息。

例如，对于一个糖尿病患者来说，为具体了解其身体状况，除了采集患者的四诊信息外，还需要采集患者的一些理化指标，如空腹血糖、糖化血红蛋白等，当然也可以了解患者所处的地域环境，以便做到更全面的诊查。

三、中医健康档案建立

健康档案是医疗卫生机构为城乡居民提供医疗卫生服务过程中的规范记录，是以居民个人健康为核心贯穿整个生命过程，涵盖各种健康相关因素的系统化文件记录，居民健康档案是居民享有均等化公共卫生服务的重要体现，是医疗卫生机构为居民提供高质量医疗卫生服务的有效工具，是各级政府及卫生行政部门制定卫生政策的参考依据。

从 2009 年开始至今，居民健康档案的建设在全国已全面铺开，但中医健康档案尚处于起步阶段，且未对中医健康档案做出明确的定义。相关研究认为中医健康档案是医疗卫生机构为城乡居民提供与中医相关医疗卫生服务过程中的规范记录，是以居民个人健康为核心、家庭为单元、社区为范围，贯穿整个生命过程、涵盖各种健康相关因素的系统文件记录。具体来说，是指运用中医"治未病"理论，以中医整体观念为指导，记录健康相关的一切行为与事件的档案。中医健康档案的核心是对公民个体及群体的身心健康状态（包括健康状态、亚健康状态、疾病状态）进行多渠道动态收集，再规范、科学地记录，从而满足个体及群体健康评估、健康监测需要，为提升健康素质、评价调理效果、促进疾病康复提供依据。通过中医健康管理系统，录入健康信息，包括姓名、性别、出生年月、职业、既往病史、个人史、家族病史、生活方式、心理情况、住址、联系电话等一般情况以及体质辨识问卷、舌脉诊信息、体检信息等，从而形成居民个人的中医健康管理档案。

四、中医健康风险评估

健康风险评估是通过所收集的大量个人健康状态信息，分析和评估生活方式、环境因素、遗传因素和医疗卫生服务等危险因素与健康状态之间的量化关系。预测个人在一定时间内发生某种特定疾病（生理疾患或心理疾患）或因为某种特定疾病导致死亡的可能性，以及对个人健康状况及未来患病或死亡危险性的量化评估即疾病风险评估与预警，简称为疾病风险预警。健康风险评估和疾病风险预警是健康管理过程中关键的专业技术部分，是健康管理的核心，并且只有通过健康管理才能实现，是慢性病预防的第一步，也称为危险预测模型。评估与预警两者是一个连续的过程，因此常统称为"疾病风险预警"。疾病风险预警用于描述和估计某一个体未来发生某种特定疾病或因为某种特定疾病导致死亡的可能性，而不在于做出明确的诊断。通过评估和预警可以找出各种风险因素，控制风险因素预防或降低疾病或死亡的可能性，达到"不生病""迟生病""生小病""有病容易治""病后不易复发"的目的。

中医健康状态风险评估即中医疾病风险预警方法，首先是要对疾病易患因素各种指标信息进行有效的采集，然后对易患因素与疾病的相关度进行评估，并对相关度高的易患因素进行预警。疾病易患因素指标信息采集内容包括对宏观、中观、微观三观指标信息的采集，即采集宏观的气象、节气、地理环境等自然因素的指标信息，中观的生理病理特点、心理特点、生活行为方式、家庭背景等人体与社会环境因素的指标信息，微观的物理、化学等影像学和实验室检查等指标信息。疾病易患因素指标信息采集手段包括万年历定时间（甲子、年、四季、节气等）；五运六气推算各年、运、气的气象变化；查阅各地县志、府志或网络权威资料等，采集常住地的地理环境、物候风俗等，通过望、闻、问、切等采集中观参数；结合体检中心数据和健康管理对象的体检报告获取微观参数，通过疾病易患因素信息采集和分析便可以准确把握健康管理对象当前的状态，对常见的状态要素、体质因素和健康危险因素进行评估和预测，进而为疾病风险预警提供依据。

五、中医健康状态调整

人体健康状态是动态变化的。由健康状态向疾病状态的改变，往往是由于饮食起居、外感内伤等不利因素破坏了机体内部与自然、人与社会之间的动态平衡从而引起人体状态的改变，导致人体失去动态平衡而致病。中医健康状态调整在促进人体状态恢复或趋于稳定的动态平衡方面发挥着重要的调节作用。中医学借助四诊合参、病证结合、审证求因，分析判断是什么原因导致健康状态发生了变化、发生了怎样的变化，进而根据治则治法，有针对性地选用方药、食疗、针灸、推拿等方法来调整机体的状态，使人体恢复，保持良好的健康状态。

中医健康状态调整是在中医整体观念的指导下进行的，其调整的理念与原则符合中医学特点。中医学认为人与自然是一个统一的整体，因此中医健康状态调整的理念包含整体观、自然观与时空观；健康状态调整要在防治结合、内外兼顾以及身心并重这些总的原则指导下，因人而异，具体实施，才能将健康状态调整到最佳状态。

六、中医健康管理效果评价和监测

在建立完整的健康信息收集基础上，以中医学基本原理为指导，应用中医辨证施管方法，选用合适的中医健康管理方案，定期体检、检测、收集健康信息、调整管理方案，对人群或个体进行干预前后的状态进行评估，判断方案实施的效果，对是否达到预期的管理目标进行动态、连续的评价。

(一)常见症状判定

中医健康管理过程中，常见有以下一些症状需要判定：目干涩、耳鸣、咽干、头痛、头晕、健忘、出汗、身痛、纳差、失眠、嗜睡、心悸、胸痛、腹痛、疲劳、经前乳胀、情绪低落、畏寒、怕热、夜尿多、便秘、便溏、口干等。

(二)常见证候判定

中医健康管理过程中，最常见到的证候有肝气郁结证、肝郁脾虚证、心脾两虚证、肝肾阴虚证、肺脾气虚证、脾虚湿阻证、痰热内扰证、心肾不交证、气血两亏证、湿热蕴结证等。

(三)常用监测方法

1. 监测形式

定期对服务对象进行电话、短信服务、网上咨询和邮寄健康管理资料和健康提示。对正常人群做到定期体检监测，高危人群密切关注，定期监督随访、体检，询问服务对象的健康管理计划实施情况，一方面可以督导实施，另一方面可以了解服务对象的依从性、心理状况等，做到自己动手、家庭督导、社区协助多方监测。目前移动互联网技术相对成熟，应用移动互联网、智能传感技术、云计算技术、大数据技术等现代信息化技术手段，打造"互联网＋"的中医健康管理服务模式，对不同人群进行分类管理，实施不同监测内容，对重点人群设立监测预警系统，可应用穿戴式电子设备记录、采集、保存、分享健康数据，为人们提供个性化、专业化、智能化的中医健康管理服务。

2. 监测内容

(1)微观监测系统包括常规微观监测及特殊微观监测项目：常规微观监测项目，如三大常规、血压、血糖、心电图、生化指标等；特殊微观检测项目视服务对象健康状况而定。

(2)宏观监测系统包括体质类型、生活质量、生活环境、饮食起居习惯等，如职业病危害因素、电离辐射健康危害因素、食品健康危害因素等。

(3)中医四诊情况包括定期指派专业的中医健康管理人员监测服务对象的望、闻、问、切四诊情况。

(4)体格检查包括定期对服务对象的健康状况进行体格检查，视其健康情况而选择检查项目。

第四节　中医健康管理技术方法

中医健康管理是将中医学"整体观念""四诊合参""辨证论治""治未病"的核心思想，完美地结合到现代健康管理学的每一个环节中，对各类有健康管理需求的人群进行中医信息采集、分析、评估、监测，以维护和改善个体和群体的健康为目的，对每个不同个体给予针对性的中医健康指导、衣食住行的建议，同时对健康危险因素给予相关的中医干预措施，以期达到"形与神俱，而尽终其天年，度百岁乃去"的人生愿景。

一、中医体质辨识

(一)中医体质辨识与分类

体质是指人类个体生命过程中，在先天禀赋和后天获得的基础上所形成的表现在形态结构、生理机能和心理活动上综合的相对稳定的固有特性，它是人群在生理共性的基础上不同个体所具有的生理特殊性。中医学对人体体质的分类经历了不同的阶段，各个历史时期有着不同的分类方法和认识，最早见于《黄帝内经》，基本成熟于明清时代。现代对中医体质学说的研究，兴起于 20 世纪 70 年代。随着不断的深入研究，中医体质分类标准研究中取得了一定的成果，其中最有代表性的是根据对中国人体质特征的分析，将体质分为 9 种基本类型：平和质、气虚质、阳虚质、阴虚质、痰湿质、湿热质、气郁质、血瘀质、特禀质。除平和质外的 8 种体质类型均为偏颇体质。匡调元等将体质分为正常质、晦涩质、腻滞质、燥红质、迟冷质、倦恍质 6 大类，其中后 5 类为病理性体质。何裕民将人群体质分为失调质、协调质、紧张质、虚弱质，其中失调质又分为郁滞质和内热质，虚弱质又分为气虚质、阳虚质、精亏质、津亏质，且郁滞质又有肝郁质、痰湿质及瘀阻质之分，气虚质也有肺气虚、脾气虚及心气血虚之分。

中医体质辨识以中医体质分类为基础，以人的体质为认知对象，从体质状态及不同体质分类的特性，把握其健康与疾病的整体要素与个体差异，制定防治原则，选择相应的治疗、预防、养生方法，从而进行"因人制宜"的干预措施。王琦的九分法被中医学者广泛引用。故本部分将基于王琦的九分法进行体质辨识知识的介绍。

（二）中医体质辨识在健康管理中的作用

体质是健康状态的背景和重要基础，正常体质表现为健康状态，病理体质表现为亚健康状态。从健康到亚健康再到疾病的根本原因在于体质的改变。各种偏颇体质是健康状态重要的影响因素，也是疾病发生、发展与转归的内在因素。通过中医体质辨识，可以更加全面地了解人的健康状况，预测其未来发病风险及疾病的预后等；通过体质调护，可以有效调整偏颇体质，改善个体健康状况，实现健康管理的目标。

1. 中医体质辨识是体质健康管理的核心环节

健康管理的主要内容是通过健康信息采集、健康评估、个性化追踪监管方案、健康干预等手段持续加以改善的过程和方法，促使人们建立新的行为和生活方式，达到促进个体或群体健康水平的目的。中医体质健康管理是由收集体质健康信息、辨识体质类型、实施体质调护、评价体质调护效果等环节组成的一个长期的、连续不断的、动态循环的服务流程，其中最核心的环节是体质辨识。为了使体质健康管理流程中最为核心的体质辨识方法科学、规范、实用性强，研究人员开发了《中医体质量表》，制定了《中医体质分类与判定》标准，为体质辨识提供了标准化的测评工具。

2. 中医体质辨识是制订健康干预计划的依据

改善个体的健康状况，实现健康管理目标，需要在科学辨识体质类型的基础上制订个性化的健康干预计划。因此，需要根据体质辨识的结果及相关影响因素的分析，针对个体的体质特征，制订干预计划。通过合理的精神调摄、饮食调养、起居调护、运动健身、经络调理、药物调治及四季保养等调护措施，使体质偏颇得以纠正，从而改善健康状况，是体质健康管理的目的。

3. 中医体质辨识是实施体质三级预防的依据

预防，就是采取一定的措施，防止疾病的发生与发展。中医学在防病治病上的一个重要思想，就是"治未病"。通过中医体质辨识，可以未病养生，防病于先；欲病救萌，防微杜渐；已病早治，防其传变；病后调摄，防其复发等。

4. 中医体质辨识应用于健康管理，创新健康管理新模式

随着医学模式和健康观念的转变，当今医学已从疾病医学转向健康医学，人们健康保健意识不断提高，前往健康管理中心运用体检来了解自身健康状况受到广泛重视。将中医体质辨识应用于健康管理，是一种新的健康管理理念，是具有中国特色的健康管理方法，同时能有效弥补西医健康状态信息采集的不足。根据《中医体质分类与判定》标准，结合中医四诊技术不仅可以从整体上了解个体的健康状况，对其形体结构、生理功能、心理活动等有较全面的认识，做出有效的健康评估，还使建立在体质辨识基础上的健康管理具有针对性、实用性、有效性和可操作性等特点，值得学习与推广。

（三）中医体质辨识的原则和内容

1. 中医体质辨识的原则

人是一个有机的整体，因此在对个体进行体质辨识时应遵循从整体观念出发，全面审查其神、形、色、态、舌、脉等体征及性格、饮食、二便等情况，结合中医临床的辨证论治原则进行综合分析，即遵循整体性、形神结合、舌脉合参等原则。

2. 中医体质辨识的内容

体质是指表现为形态结构、生理功能和心理状态几个方面相对稳定的特性，一定的形态结构必然表现为一定的生理功能，而伴随形态结构、生理功能的变化，又会产生一定的心理过程和个性心理特征。因此体质的辨识应综合形态结构、生理功能和心理特征三个方面，只有全面概括了构成体质的基本要素，才能够深刻把握个体生命的本质特征，从而对个体体质做出准确的判断。如痰湿体质的人，形态表现为体形肥胖、腹部肥满松软；生理上多见皮肤出油较多、多汗、汗黏、眼睑轻微水肿、容易困倦、对梅雨季节和潮湿环境适应能力较差等；心理特点以温和稳重多见。

（四）9 种基本中医体质类型的辨识

辨析体质类型，主要是根据个体在形态结构、生理功能及心理活动 3 个方面的特征，经过综合分析，将其归为不同体质类型的思维与实践过程。

1. 平和质（A 型）

定义：先天禀赋良好，后天调养得当，阴阳气血调和，以体态适中、面色红润、精力充沛、脏腑功能状态强健壮实为主要特征的一种体质状态。

特征：①形体特征为体形匀称、健壮；②心理特征为性格随和、开朗；③常见表现为体态适中、面色红润、精力充沛、睡眠安和、胃纳佳、二便正常，舌色淡红、苔薄白，脉和有神；④对自然环境和社会环境适应能力较强；⑤发病倾向：表现为平素患病较少。

2. 阳虚质（B 型）

定义：由于阳气不足，失于温煦，以形寒肢冷等虚寒现象为主要特征的体质状态。

特征：①形体特征为肌肉松软，不实；②心理特征为性格多沉静、内向；③常见表现为平素畏冷，手足不温，喜热饮食，大便溏薄，小便清长，舌淡胖嫩，脉沉迟；④对外界环境适应能力表现为耐夏不耐冬，易感风、寒、湿邪；⑤发病倾向表现为易患痰饮、肿胀、泄泻等病，感邪易从寒化。

3. 阴虚质（C 型）

定义：由于体内津液精血等阴液亏少，以阴虚内热等表现为主要特征的体质状态。

特征：①形体特征为形体偏瘦；②心理特征为性情急躁，外向好动，活泼；③常见表现为口燥咽干，喜冷饮，面色潮红，手足心热，大便干燥，舌红少津，脉细数；④对外界环境适应能力表现为耐冬不耐夏，不耐受暑、热、燥邪；⑤发病倾向为易患疲劳、失精、不寐等病，感邪易从热化。

4. 气虚质（D 型）

定义：由于一身之气不足，以气息低弱、脏腑功能状态低下为主要特征的体质状态。

特征：①形体特征为肌肉松软不实；②心理特征为性格内向，不喜冒险；③常见表现为平时气短懒言，容易疲劳，精神不振，易出汗，舌淡红，舌体胖大，边有齿痕，脉象虚缓；④对外界环境适应能力表现为不耐受风、寒、暑、湿邪；⑤发病倾向表现为易患感冒、内脏下垂病，病后康复缓慢。

5. 痰湿质（E 型）

定义：由于水液内停而痰湿凝聚，以黏滞重浊为主要特征的体质状态。

特征：①形体特征为形体肥胖，腹部肥满松软；②心理特征为性格偏温和、稳重，多善于忍耐；③常见表现为皮肤油脂较多，多汗且黏，胸闷，痰多，口黏或甜，舌苔白腻，脉滑；④对外界环境适应能力表现为对梅雨季节及湿重环境适应能力差；⑤发病倾向表现为易患消渴、中风、胸痹等病。

6. 湿热质（F 型）

定义：以湿热内蕴为主要特征的体质状态。

特征：①形体特征为形体中等或偏瘦；②心理特征为容易心烦急躁；③常见表现为鼻部油腻或油光发亮，易生痤疮或疖疮，口苦或嘴里有异味，皮肤易瘙痒，大便黏滞不爽，小便短赤，舌质偏红，苔黄腻，脉濡数；④对外界环境适应能力表现为对夏末秋初湿热气候、湿重或气温偏高环境较难适应；⑤发病倾向表现为易患疮疖、黄疸、热淋等病。

7. 血瘀质（G 型）

定义：是指体内有血液运行不畅的潜在倾向或瘀血内阻的病理基础，从而引起脏腑组织的血液循环障碍，并表现出一系列的外在征象的体质状态。

特征：①形体特征为胖瘦均见；②心理特征为易烦、健忘；③常见表现为平素面色晦暗，易出现褐斑，易出现黑眼圈，胸闷胸痛，女性可出现痛经、闭经或经血紫黑有块，舌质黯，有瘀点或片状瘀斑，舌下静脉曲张，脉象细涩或结代；④对外界环境适应能力表现为不耐受寒邪；⑤发病倾向表现为易患症瘕及痛证、血证等。

8. 气郁质（H 型）

定义：由于长期情志不畅、气机郁滞而形成的以性格内向不稳定、忧郁脆弱、敏感多疑为主要表现的体质状态。

特征：①形体特征以形体瘦者为多；②心理特征为性格内向不稳定、敏感多虑；③常见表现为胸胁胀满，心烦，爱生闷气，常感闷闷不乐，情绪低沉，易紧张焦虑不安，易多愁善感，肋部乳房胀痛，咽部有异物感，舌红，苔薄白，脉弦；④对外界环境适应能力表现为对精神刺激适应能力较差，不适应阴雨天气；⑤发病倾向为易患脏躁、梅核气、百合病及郁证等。

9. 特禀质（I 型）

定义：是在禀赋遗传基础上形成的一种特异体质，在外在因素的作用下，生理机能和自我调适力低下，反应性增强，其敏感倾向表现为对不同过敏原的亲和性和反应性呈现个体体质的差异性和家族聚集的倾向性。

特征：①过敏体质者一般无特殊，先天禀赋异常者或有畸形，或有生理缺陷；②心理特征随禀质不同情况各异；③常见表现为没有感冒时也会打喷嚏、鼻塞、流鼻涕，因季节变化、异味原因而咳喘，容易过敏（对药物、食物或花粉），皮肤易起荨麻疹，皮肤因过敏出现紫癜，皮肤一抓就红，易出现搔痕；④对外界环境适应能力差，如过敏体质者对易致过敏季节适应能力差，易引发宿疾；⑤发病倾向表现为过敏体质者易患哮喘、荨麻疹、花粉症或药物过敏等；遗传性疾病如血友病、先天愚型等；胎传性疾病如五迟、五软、解颅、胎惊等。

（五）九种体质的调护措施

1. 平和质

（1）精神调养。保持乐观、开朗的情绪，积极进取，节制偏激的情感，及时消除生活中不利事件对情绪负面的影响。

（2）生活起居。起居应有规律，不要过度劳累。饭后宜缓行百步，不宜食后即睡。作息应有规律，应劳逸结合，保持充足的睡眠时间。

（3）体育锻炼。根据年龄和性别，参加适度的运动。如年轻人可适当跑步、打球，老年人可适当散步、打太极拳等。

（4）饮食调养。饮食应有节制，不要过饥过饱，不要常吃过冷过热和不干净的食物。粗细饮食要合理搭配，多吃五谷杂粮、蔬菜、瓜果，少食用过于油腻及辛辣之品。不要吸烟酗酒。

（5）药物调理。一般不提倡使用药物。

2. 阳虚质

（1）精神调养。阳气不足之人常出现情绪不佳，如肝阳虚善恐、心阳虚善悲。因此要平时多与别人交谈沟通。对待生活中不顺心的事情，要从正反面分析、及时消除情绪中的消极因素。平时可多听一些激扬、高亢、豪迈的音乐以调动情绪，防止忧伤和惊恐。

（2）生活起居。居住环境应空气流通，秋冬注意保暖。夏季避免长时间在空调房间中，可在自然环境下纳凉，但不要睡在穿风的过道上及露天空旷之处。平时注意足下、背部及下腹部丹田部位的防寒保暖。防止出汗过多，在阳光下适当进行户外活动。保持足够的睡眠。

（3）体育锻炼。因"动则生阳"，故阳虚体质之人，要加强体育锻炼，春夏秋冬，坚持不懈，每天进行1～2次，具体项目因个体体力强弱而定。可做些舒缓的运动，如慢跑、散步、五禽戏、广播操。夏天不宜做过分激烈的运动，冬天避免在大风、大寒、大雾、大雪及空气污染的环境中锻炼。自行按摩气海、足三里、涌泉等穴位，或经常灸足三里、关元，可适当洗桑拿、温泉浴，亦可常做日光浴、空气浴以强壮卫阳。

（4）饮食调养。应多食壮阳作用的食品，如羊肉、狗肉、鹿肉、鸡肉、鳝鱼、韭菜、生姜、辣椒、芫荽、葱、蒜、芥末、花椒、胡椒等甘温益气之品。少食黄瓜、柿子、冬瓜、藕、茭笋、梨、西瓜、荸荠等生冷寒凉食物，少饮寒凉食物，少饮绿茶。

（5）药物调理。可选用补阳驱寒、温养肝肾之品，常用药物有鹿茸、海狗肾、蛤蚧、冬虫夏草、巴戟天、淫羊藿、仙茅、肉苁蓉、补骨脂、胡桃、杜仲、续断、菟丝子等。可酌情服用金匮肾气丸等。

3. 阴虚质

（1）精神调养。阴虚质之人平素性情急躁，常常心烦易怒，是阴虚火旺、火扰神明之故，尤应遵循《内经》"恬淡虚无""精神内守"之养神大法。平时宜克制情绪，遇事要冷静，正确对待顺境和逆境。平素加强自我涵养，常读自我修养的书籍，可以用练书法、下棋来怡情悦性，用旅游来寄情山水、陶冶情操。平时可多听一些舒缓、轻柔、抒情的音乐，防止恼怒。此外，节制性生活也很重要。

（2）生活起居。起居应有规律，居住环境宜安静，睡前不要饮茶、锻炼和玩游戏。应早睡早起，中午保持一定的午休时间。避免熬夜、剧烈运动和高温酷暑下工作。戒烟酒。

（3）体育锻炼。不宜过激活动，只适合做中小强度、间歇性的身体锻炼，可选择太极拳、太极剑、气功等动静结合的传统健身项目。锻炼时要控制出汗量，及时补充水分。皮肤干燥甚者，可多游泳。不宜桑拿。

（4）饮食调养。饮食调理的原则是保阴潜阳，宜食芝麻、糯米、蜂蜜、乳品、甘蔗、蔬菜、水果、豆腐、鱼类等清淡食物，可多食瘦猪肉、鸭肉、龟、鳖、绿豆、冬瓜、赤小豆、海蜇、荸荠、百合等甘凉滋润之品。少吃羊肉、狗肉、韭菜、辣椒、葱、蒜、葵花籽等性温燥烈之品。

（5）药物调理。可选用滋阴清热、滋养肝肾之品，如女贞子、山茱萸、五味子、旱莲草、麦冬、天冬、黄精、玉竹、玄参、枸杞子、桑椹、龟甲诸药，均有滋阴清热的作用，可因证情选用。可酌情服用六味地黄丸、杞菊地黄丸等。

4. 气虚质

（1）精神调养。多参加有益的社会活动，多与人交谈、沟通。以积极进取的态度面对生活。

（2）生活起居。起居应有规律，夏季应适当午睡，保持充足的睡眠。平时要注意保暖，避免运动或剧烈运动时出汗受风。不要过于劳作，以免损伤正气。

（3）体育锻炼。可做一些柔缓的运动，如在公园、广场、庭院湖畔、河边山坡等空气清新之处散步、打太极拳、做操等，并持之以恒。平时可自行按摩足三里穴。不宜做大负荷和出大汗的运动，忌用猛力和做长久憋气的动作。

（4）饮食调养。应多食具有益气健脾作用的食物，如黄豆、白扁豆、鸡肉、鹌鹑肉、泥鳅、香菇、大枣、桂圆、蜂蜜等。少食具有耗气作用的食物，如槟榔、空心菜、生萝卜等。

（5）药物调理。常有自汗、感冒者，可服用玉屏风散预防。

5. 痰湿质

（1）精神调养。及时消除不良情绪，保持心情愉快，防止郁闷不乐而致气机不畅。可多听些抒情柔缓的音乐来调节情绪。

（2）生活起居。居住环境宜干燥而不宜潮湿。平时多进行户外活动。衣着应透气、经常晒太阳或进行日光浴。在潮湿的气候条件下，应减少户外活动，避免受寒淋雨。不要过于安逸，贪恋床榻。

（3）体育锻炼。因形体肥胖，易于困倦，故应根据自己的具体情况循序渐进，长期坚持运动锻炼，如散步、慢跑、打乒乓球、打羽毛球、打网球、游泳、练武术，以及适合自己的各种舞蹈。

（4）饮食调养。饮食应以清淡为原则，少食肥肉及甜、黏、油腻的食物。可多食葱、蒜、海藻、海带、冬瓜、萝卜、金橘、芥末等食物。

（5）药物调理。痰湿之生与肺、脾、肾三脏关系最为密切，故重点在于调补肺、脾、肾三脏。若因肺失宣降，津液输布，聚湿生痰，当宣肺化痰，选用二陈汤；若因脾失健运，聚湿成痰者，当健脾化痰，方选六君子汤，或香砂六君子汤；若肾虚不能制水，水泛

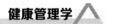

为痰液者，当温阳化痰，方选金匮肾气丸。

6. 湿热质

(1)精神调养。克制过激的情绪。合理安排自己的工作学习，培养广泛的兴趣爱好。

(2)生活起居。避免居住在低洼潮湿的地方，居住环境宜干燥通风。不要熬夜、过于劳累。盛夏暑湿较重的季节，减少户外活动的时间。保持充足而有规律的睡眠。

(3)体育锻炼。适合做大强度、大运动量的锻炼，如中长跑、游泳、爬山、各种球类、武术等，夏天由于气温高、湿度大，最好选择在清晨或者傍晚较凉爽时锻炼。

(4)饮食调养。饮食以清淡为原则，可多食赤小豆、绿豆、空心菜、苋菜、芹菜、黄瓜、丝瓜、南芦、冬瓜、藕、西瓜、荸荠等甘寒、甘平的食物。少食羊肉、狗肉、韭菜、生姜、芫荽、辣椒、酒、饴糖、花椒、胡椒、蜂蜜等甘酸滋腻之品及火锅、烹炸烧烤等辛温助热的食物。应戒烟限酒。

(5)药物调理。可酌情服用六一散、清胃散、甘露消毒丹等。

7. 血瘀质

(1)精神调养。及时消除不良情绪，保持心情愉快，防止郁闷不乐而致气机不畅。可多听一些抒情柔缓的音乐来调节情绪。

(2)生活起居。作息时间宜有规律，可早睡早起，保持足够的睡眠；但不可过于安逸，以免气机郁滞而致血行不畅。

(3)体育锻炼。可进行一些有助于气血运行的运动项目，如太极拳、太极剑、各种舞蹈、步行健身法、徒手健身操等。保健按摩可使经络畅通。血瘀质的人在运动时如出现胸闷、呼吸困难、脉搏显著加快等不适症状，应停止运动，去医院做进一步检查。

(4)饮食调养。可常食黑豆、海藻、紫菜、海带、萝卜、胡萝卜、金橘、柚、桃李、山楂、醋、玫瑰花、绿茶等具有活血、散结、行气、疏肝解郁作用的食物。少吃肥肉、内脏等滋腻之品。

(5)药物调理。可酌情服用桂枝茯苓丸、大黄蛰虫丸。

8. 气郁质

(1)精神调养。气郁质多性格内向，神情常处于抑郁状态。根据《黄帝内经》情志相胜法中"喜胜忧"的原则，应主动寻求快乐，多参加社会活动、集体文娱活动，多听轻松、激动的音乐，以提高情志。多阅读积极的、鼓励的、富有乐趣的、展示美好生活前景的书籍，以培养开朗豁达的意识，在名利上不计较得失，知足常乐。

(2)生活起居。居住环境宜干燥而不宜潮湿。平时多进行户外活动。衣着应透气、经常晒太阳或进行日光浴。在潮湿的气候条件下，应减少户外活动，避免受寒淋雨。不要过于安逸，贪恋床榻。

(3)体有锻炼。应尽量参加户外活动，可坚持较大量的运动锻炼，如跑步、登山、游泳、武术等。多参加群体性的体育运动项目，如打球、跳舞、下棋等，以便更多地融入社会，解除自我封闭的状态。

(4)饮食调养。多食小麦、芫荽、葱、蒜、黄花菜、海带、海藻、萝卜、金橘、山楂、槟榔、玫瑰花等具有行气、解郁、消食、醒神作用的食物。

(5)药物调理。可酌情服用逍遥散、舒肝和胃丸、开胸顺气丸、柴胡疏肝散、越鞠丸等。

9.特禀质

(1)精神调养。合理安排作息时间，正确处理工作、生活和学习的关系，避免情绪紧张。

(2)生活起居。居室应通风良好。保持室内清洁，被褥、床单要经常洗晒，以防止螨虫过敏。室内装修后不宜立即搬进居住，应打开窗户，让油漆、甲醛等化学物质气味挥发干净后再搬进新居。夏季室外花粉较多时，要减少室外活动时间，以防止过敏。不宜养宠物，以免对动物皮毛过敏。起居应有规律，保持充足的睡眠时间。

(3)体育锻炼。积极参加各种体育锻炼，增强体质，天气寒冷时锻炼要注意防寒保暖，防止感冒。

(4)饮食调养。饮食宜清淡、均衡，粗细搭配适当，荤素配比合理。少食荞麦(含致敏物质麦荧光素)、蚕豆、白扁豆、牛肉、鹅肉、鲤鱼、虾、蟹、茄子、酒、辣椒、浓茶、咖啡等辛辣之品、腥膻发物及含致敏物质的食物。

(5)药物调理。可酌情服用玉屏风散、清风散、过敏煎等。

二、脏腑健康状态辨识

依据中医健康档案提供的四诊信息数据，尤其是客观的舌脉检测相关数据，应用中医藏象学说、精气血津液理论、经络学说、体质学说等，对脏腑健康状态做评估报告，包括舌、脉的分析、舌象状态图、脏腑健康分析、综合体质辨识，脏腑辨证分析以及健康状态的各种量化评估和图示分析等。

三、健康数据信息管理、挖掘和应用

中医健康管理同计算机应用技术结合，可提供个体中医健康档案、个人健康状态动态观察对比分析、干预后效果量化评估。中医健康管理融合机器学习、模式识别、高性能计算等学科知识，可分析海量数据，挖掘潜在规律，从海量数据中揭示深层次、隐含的信息和规律，以表格、图形等方式直观呈现，便于医疗健康服务机构的工作量统计、重点人群观察，易于快速读懂各种数据信息，为健康信息查询、健康资讯咨询等提供数据支撑。

四、常见中医健康管理适宜技术

（一）情志调治

情志属于人的精神活动，是指人们在外在环境的各种刺激下引起的心理状态，即个体受客观事物刺激后所做出的一种内心反应。中医将人的情志活动归纳为"七情"，即喜、怒、忧、思、悲、恐、惊7种，并认为喜为心志，怒为肝志，悲（忧）为肺志，思为脾志，恐（惊）为肾志。七情的变化既可以改变人的行为活动方式，又可以改变人的脏腑功能状态，从而导致人体发生相应的生理、病理变化。

适宜人群及病种：情志内伤是中医的内因之一，七情失调可影响其相应脏腑导致各种疾病，因此情志养生的适宜人群很广，既包括健康人群，也包括心理亚健康状态的人群和心理疾病患者。

注意事项：①以情胜情疗法是属于以一种过激情志去调节另一种失调情志的方法，因此对于施术者要求较高，要求施术者有丰富的临床经验，且要掌握好时机、地点和幅度，不能一味为了疗效而滥施此术，以免引起医源性的情志失调；②由机体器质性疾病所引起的情志失调，不适合应用本法调养；③精神分裂症等精神病，不属情志调理范畴。

（二）起居调治

起居养生是要求人们注重生活中的衣食住行、日常琐事，从小事做起，养成习惯，形成良好规律并一直坚持。这一规律要顺应自然环境、四时气候的变化，主动进行自我调整，保持与自然界的平衡而达到养生目的。

适宜人群及病种：适宜气血亏虚等不宜做剧烈锻炼的亚健康人群，尤其是老人、慢性疾病患者、手术后气血不足人群。

注意事项：①起居治未病需要养成良好的与自然相适的作息规律，防止熬夜、晚起等；②防止过度劳累或过度安逸。

（三）饮食调治

饮食调治是在中医药理论指导下，通过合理选择食物，改善饮食习惯，注意饮食宜忌，科学摄取食物，以达到促进健康、预防疾病、益寿延年的目的。饮食既指饮料和食物，又包含与吃喝相关的文化和行为，如烹饪、饮食艺术等。人体通过饮食补给机体赖以生存的营养物质，维持人体正常生长、发育，完成各项生理功能，保证生存。

适宜人群及病种：饮食是活人之道、生存之本。所有人都需要通过正常饮食，从食物中获得对人体有用的各种营养物质以滋养全身，保持健康，因此，饮食治未病广泛适用于各类人群。

注意事项：①平衡膳食。注意主食搭配蔬菜、肉、蛋、豆制品等，避免偏食、挑食等不良饮食习惯。②饮食有节。根据个人的实际情况做到定时、定量饮食。进食过程专心、细嚼慢咽，既有利于各种消化液的分泌，又能避免饮食过快，保护肠胃。③顾护脾胃。一方面，对于脾胃功能较薄弱者，平时选择一些具有益胃健脾功效的食物来增强脾胃之气，如谷芽、红枣、茯苓、山药等；另一方面，要根据脾胃特点、喜好，从食物的质地、食物温度、进食速度等方面护脾养胃。

（四）药物调治

药物调治，是指在中医理论的指导下，使用具有防衰抗老作用的单味中药或者多种中药配伍组成处方，达到调治的目的。

适宜人群及病种：药物调治适用于体质较弱类或者有疾患的人群。

注意事项：①药物调治必须在医生指导下使用，不可擅自使用；②在使用时不可随意加大药物剂量或延长用药时间；③药物注意合理配伍使用；④部分药物在使用时，应该避免食用辛辣等刺激性食物、油腻食物等。

（五）针灸调治

针灸由"针"和"灸"构成，采用针刺或火灸人体穴位来治疗疾病。针刺是把针具按照一定的角度刺入患者的穴位或者部位，运用捻转与提插等手法刺激人体特定部位，从而达到防治疾病的目的。灸法是以预制的灸炷或灸草在体表穴位上烧灼、熏熨，利用热的刺激来预防和治疗疾病。

适宜人群及病种：针灸调治适宜于所有人群，特别是亚健康人群，广泛用于内、妇、儿科疾病的预防。

注意事项：①过度劳累、饥饿、空腹、惧针、精神紧张的患者，不宜立即针刺；②身体极度虚弱，不能忍受针灸刺激的患者不宜针灸；③对知觉减退者，在进行温和施灸时，术者可将示、中两指分开置于施灸部位两侧，以医者手指感知患者局部受热程度，以便及时调节艾条高度，防止灼伤；④施灸时要注意防止烫伤患者皮肤，如果灸后出现的水泡较小，可用针刺破排出内含之黄水，如果水泡较大则宜用注射器吸取水液后涂抹紫药水用绷带包扎，防止感染；⑤针灸过程中注意观察患者，防止出现晕针、晕灸现象。

（六）推拿调治

推拿，又称按摩，古称按跷、折技、导引等，是以中医理论为指导，运用推拿手法或借助于一定的推拿工具作用于患者体表的特定部位或穴位来防治疾病的一种方法。中医学认为，手法可以起到调整阴阳、补虚泻实、活血化瘀、舒筋通络、理筋整复的功效。

适宜人群及病种：推拿运用多种手法达到防病治病的作用，可以广泛应用于骨伤、内、外、儿等各科疾病的防治，适用人群广泛。

注意事项：①较重的急性损伤早期、肿痛严重者一般不宜在局部施以推拿手法治疗，以免加剧局部的内出血，24～72h 后方可在局部进行推拿手法操作。②首次治疗者在治疗后 12～24h 局部可能出现皮肤反应，甚至可能有症状一过性加重，2～3d 可自行消失，应向患者事先说明，以免引起患者疑虑或紧张。在首次治疗时降低刺激量，以减轻可能的不良反应。③医者接触患者前、后应及时根据规范进行"卫生洗手"。应保持手的温暖，勿戴戒指，常修剪指甲，以免损伤患者皮肤。④推拿医师态度要和蔼严肃，谈吐文雅，且富有同情心。对初次接受推拿治疗和精神紧张的患者，应做好解释工作。⑤在保持推拿诊室清洁安静的环境下，推拿医师还要全神贯注，做到手随意动、功从手出，同时密切观察患者对手法的反应，询问患者的自我感觉，根据具体情况随时调整手法刺激的方法与强度，以避免增加患者的痛苦和不必要的人为损伤。⑥手法操作要选择适当的体位。⑦操作者要手法准确。⑧手法力量要适当。手法操作必须具备一定的力量，达到一定的刺激阈值，才能获得良好的治疗效果。⑨手法操作需要有序。手法操作要有一定的顺序，一般自上而下，先左后右，从前到后，由浅入深，循序渐进，并可依具体病情进行适当调整。⑩灵活掌握操作时间。操作的时间要根据患者的病情、体质、病变部位、所应用手法的特点等因素灵活确定，一般来说，每次治疗以 10～20min 为宜，对内科、妇科疾病可适当增加。

（七）熏浴调治

熏浴属于传统中医疗法中的外治法之一，它是将中药盛于布袋、器皿内，覆盖、浸泡身体的某些部位，利用中药对皮肤、经络、穴位的刺激和药物的透皮吸收，达到对身体调治的目的。

适宜人群及病种：熏浴可适用于体质较好的人群，也可根据药物配制用于部分患病人群。

注意事项：①水温接近体温时熏浴时间可稍长，一般为 20～30min，水温偏高或偏低时，药浴时间均不宜太长，一般为 5～10min。②躯干及肢体暴露较多时要控制好室温，一般为 23～25℃。③使用的熏浴器具要消毒，以免部分皮肤病的相互传染。

（八）刮痧调治

刮痧是指在中医经络皮部理论的指导下，术者使用特制的器具，在体表进行相应的手法刮拭，使皮肤出现潮红，使皮下出现点状或斑状出血点（"痧象"），从而达到养生治病目的一种外治疗法。目前，最常用的刮痧工具是用水牛角、玉石及砭石经过精心制备的各种刮痧板。

适宜人群及病种：刮痧适用人群广泛，能够预防老年人慢性疾病的发展并有促进恢复的功用。

注意事项：①为了避免刮痧或扯痧时造成皮肤破损，刮痧时一般要求在刮拭部位涂上适宜的润滑剂，这些润滑剂称为介质，常用的介质有水剂、油剂、乳膏剂或凝胶等。②出痧后的1~2d，皮肤可能会出现轻度发痒或疼痛，此为正常现象，不需要特殊处理。但需注意保护刮痧面皮肤，刮痧后受术者应着以柔软宽松的棉织衣物为主，尽量避免因衣物摩擦而引起刮痧面创伤而感染。部分体虚受术者会于刮痧后24h出现疲劳反应或类似感冒样症状，此属正常反应，一般不需要处理。③通常在前次痧斑消退后再进行第二次刮治，头面部刮痧次数因不要求出痧则不必拘泥于此。④刮痧时要沿同一方向刮，不可来回刮，力量要均匀，使用腕力，一般每个部位刮10~20次，以出现紫红色斑点或斑块为度。刮痧时间约20min或以患者能接受为度。⑤刮痧后最好饮一杯温开水或淡糖盐水。刮痧后宜休息15~20min。刮痧后4h内忌洗冷水澡。⑥有些受术者在刮痧过程中如出现类似晕针的头晕后晕厥的现象，应立即停止治疗，让其平卧，注意保暖，掐水沟、合谷及内关等穴，并喂服温开水或者糖水。如患者症状加重，应立即进行相应处理。

（九）足疗调治

所谓"足疗"，是指运用各种物理或化学性刺激手段作用于足部的反射区或经络穴位启动机体自我调节功能，激发各组织器官经络本身的潜能，使机体恢复阴阳平衡，从而达到预防、养生、强身、治病目的的一种自然疗法。足部疗法的实施方法很多，如足部的按摩、针灸、敷贴（药、磁等）、药浴、电疗、运动等。

适宜人群及病种：足疗应用广泛，适用于多种人群，对于内科、妇科、儿科、骨伤科、外科等各科疾病都有不同程度的调治作用。

注意事项：①饭前半小时内，饭后1h内不宜进行足疗。②凡足部有外伤、感染、溃烂或足癣，应避开此处施术。③足疗时可能出现一些反应，如头晕、恶心、口干、疲倦等，应停止操作。

（十）功法调治

功法调治包括动功调治和静功调治。动功调治即将意念活动、各种调整呼吸的方法与肢体运动（包括自我按摩、拍击）结合起来的一类气功调治方法。如太极拳、八段锦、五禽戏等。静功调治是以站、坐、卧等外表上静的姿势配合意念活动和各种呼吸方法的一类功法。如真气运行法、静坐法等。

适宜人群及病种：适宜体质较好的未病人群调治。

注意事项：①"练养相兼"。所谓"养"就是指练功到一定的时候，把呼吸锻炼暂停掉，即暂时不要再注意呼吸，意念也放掉或只是把意念轻轻地放在丹田处。光练不养，火候太过，会伤及精、气、神，对强身治病不利，而且会引起气功偏差；光养不练则功夫进展不大。②在练功结束前，要做好收功。收功就是把全身的"气息"进一步引导归结到腹部丹田处，与练功的成效关系很大。③静功调治时要注意适合的练功运动量，尤其是体质较弱的人群更要掌握适度的练功量，切不可急于求成。④练功前要做一些练功的准备活动，练功结束后再做些结束动作。⑤静功调治时注意"意""气"，强调"内劲"。

五、综合指导和教育

根据建立的健康档案，包括四诊信息、各种检测结果，进行综合分析，最后对健康状况给予评估、预测、精准指导就医、治疗、保健、康复等，对不同人群进行个性化的健康指导与建议。

（一）对健康人群的管理

通过建立电子健康档案，定期为该人群做最优化的健康体检，以便于对人群的健康进行及时监控和疾病预防。根据服务对象的体质、所从事职业、生活方式、区域特点及季节，予以健康教育和中医养生保健知识的宣教。

（二）对亚健康人群的管理

除了对健康人群的管理外，加强生活方式、饮食疗法、运动疗法以及心理疗法等自然疗法的干预，予以个性化的健康指导，包括顺应四时、调摄精神、适宜环境、慎起居、节饮食，采用针灸、按摩、导引、刮痧、砭石、气功、药膳、运动、音乐、耳穴、穴位敷贴等方法。

（三）对患病人群的管理

进行疾病防治宣教，帮助患者正确认识疾病，及时就医，按嘱服药。同时遵照中医既病防变的原则，根据疾病的发展传变规律，及早诊治，提前干预，防止疾病由轻转重，由表入里，由此及彼，使疾病扼杀于摇篮当中，中止发展，花最少的钱获最大的效益。对某些慢性反复发作性疾病，善后固本，防止复发，可减轻病情延缓进展，必要时提供最优的就医指导服务。

目标测试

1. 填空题

（1）中医治未病主要包括_____、_____和_____等方面的内容。

（2）体质是由_____、_____和_____三方面的差异性构成。

（3）体质的特点是_____、_____、_____、_____、_____和_____。

2. 简答题

(1)影响体质的因素有哪些？

(2)针推养生的概念及具体内容是什么？

3. 讨论题

如何运用中医的传统养生方法和技能对社区人群进行健康管理？

第五章
健康风险评估

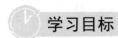

学习目标

1. 掌握健康风险识别方法；
2. 掌握健康风险评估的基本原理；
3. 掌握常用健康风险评估的方法和结果的解释；
4. 掌握健康风险因素分类。

第一节 健康风险评估概述

风险是某一特定环境下，在某一特定时间段内，某种损失发生的可能性，它包括风险因素、风险事故及风险损失三个要素。风险在人们生产生活中无处不在、无时不有，并威胁着人类的生命和财产安全，如地震灾害、洪水、火灾、意外事故的发生等。健康风险是生活中最常见的风险之一，它是指在某一特定环境下，某一特定时间段内，健康损失（疾病）发生的可能性。

一、健康风险因素

健康风险因素是健康风险的构成要素之一，它是指能使疾病或死亡发生的可能性增加的因素，或者是能使健康不良后果发生概率增加的因素。在人类的生存环境中存在着许多健康风险因素，它们与健康和疾病形成各种复杂的关联关系。

人们对健康风险因素的认识随着医学模式的转变而发生改变。医学模式的演变经历了神灵主义医学模式、自然哲学医学模式、机械论医学模式、生物医学模式以及生物—心理—社会医学模式。

神灵主义医学模式下，人类的生命与健康是上帝神灵所赐，疾病和灾祸是天谴神罚；自然哲学医学模式认为健康、疾病与人类生活的自然环境、社会环境密切相关；机械论医学模式将医学引向实验医学时代，认为疾病是人体某个器官发生病变引起的；生物医学模式则认为疾病是宿主、病原体、环境相互作用的结果；生物—心理—社会医学模式则认为疾病是生物、心理、社会等方面相互作用的结果。生物—心理—社会医学模式存在不同的理论学说。

（一）布鲁姆的环境健康医学模式

1974 年布鲁姆（Blum）提出了环境健康医学模式（图 5-1）。他认为环境因素，特别是社会环境因素对人民健康、精神和体质发育有重要影响，他提出了包括环境、遗传、行为与生活方式及医疗卫生服务4个因素的环境健康医学模式。环境因素包括社会环境因素和自然环境因素，是影响健康的最重要因素。各因素的箭头粗细表示了它们对健康作用的强弱程度。

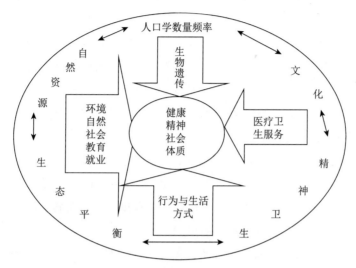

图5-1　环境健康医学模式（布鲁姆）

（二）拉隆达和德威尔的综合健康医学模式

为了更加广泛地说明疾病发生的原因，拉隆达（Lalonde）和德威尔（Dever）对环境健康医学模式加以修正和补充，在20世纪70年代末提出了卫生服务和政策分析相结合的综合健康医学模式，系统地阐述了疾病流行病学和社会因素的相关性（图5-2）。

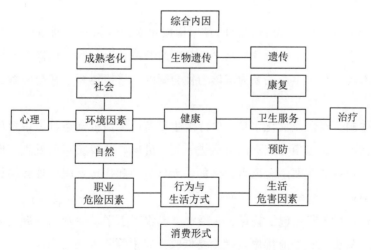

图5-2　综合健康医学模式（拉隆达和德威尔）

按照综合健康医学模式，影响人类健康及疾病的主要因素有四大类：环境因素、行为

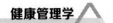

与生活方式因素、生物遗传因素以及卫生服务因素。

1. 环境因素

环境因素是指以人为主体的外部世界，或围绕人们的客观事物的总和，包括自然环境和社会环境。一个完整的个体，不仅仅是生物学意义上的人，而且处在特定的自然环境和社会环境之内，是自然环境和社会环境中的一部分。

（1）自然环境因素。自然环境是人类赖以生存的物质基础，是大气圈、水圈、岩石圈、生物圈的综合。自然环境因素是一切非人类创造的直接和间接影响人类生活和生产环境的自然界中各个独立、性质不同而又环绕在我们周围的各种自然因素，如水、大气、生物、阳光、土壤、岩石等。自然环境因素与人类健康密切相关，过多或者过少都会对健康带来不良影响；自然环境因素可以划分为生物因素、物理因素和化学因素。

①生物因素。包括病原微生物（细菌、病毒、真菌、立克次体、支原体、衣原体、螺旋体、放线菌）、寄生虫（原虫、蠕虫、医学昆虫）和有害动植物（毒蛇、蝎子、麦角等）三大类。大多数生物致病因素引起的疾病为感染性疾病和中毒性疾病，但某些慢性非传染性疾病（如肝癌、牙周病）的发生也与感染密切相关。

②物理因素。包括气象、地理、水质、大气污染、噪声、电流、电离辐射、气压等，它们的异常均可引起疾病。例如，长期大量暴露于日光下可以诱发皮肤癌，核电站泄漏可致急性和慢性放射病，并使白血病等疾病的患病风险增加。

③化学因素。包括无机和有机化学物质（如汞、砷、铅、甲醇、有机氯、有机磷、生物毒素等），它们的污染均可引起人体急性、慢性中毒或肿瘤。现已表明有数千种化学物质有明显或潜在的致病作用，其中有数十种可诱发癌症，如多环芳烃类化合物等。而这些化学物质常常出现在某些农药、食品添加剂、医药和化妆品等化工产品中，从而污染环境和危害人类健康。

（2）社会因素。社会因素是指社会的各项构成要素，包括一系列与生产力和生产关系有密切联系的因素，即以生产力发展水平为基础的经济状况、社会保障、环境、人口、教育以及科学技术等，与以生产关系为基础的社会制度、法律体系、社会关系、卫生保障以及社会文明等。

社会政治体制、经济及文化水平、医疗卫生设备、生活劳动条件、宗教信仰、人口增长与流动、风俗习惯、战争等因素均可促进人类的健康，减少疾病的发生，但在一定条件下也可称为疾病流行的主要危险因素。例如，人口流动和拥挤是耐药性肺结核在人群中传播的最大风险。

WHO指出，社会因素包括教育、雇用状态、收入水平、性别和种族，能够对人的健康状况产生巨大的影响；所有国家，无论是低收入、中等收入还是高收入，不同社会阶层的群体存在巨大的健康不公平，即一个人的社会经济地位越低，健康状况差的风险越高。

社会因素导致健康不公平性，因此WHO特别针对社会因素进行研究，并将导致健康不公平的社会因素称为健康问题决定因素。健康问题社会决定因素系指人民出生、生长、生活、工作和老年人环境。这些环境受到全球、国家和地方各级金钱、权力和资源分配状况制约，并受政策选择的影响。健康问题社会决定因素是造成卫生不公平现象的主要因素，导致本可避免的国家内部以及国与国之间不公平的健康差异。

（3）心理因素。在综合健康医学模式中，心理因素成为社会因素的一部分。这是因为，人不仅是一个生物体，而且也是社会成员，具有社会属性。心理因素是指影响人类健康和疾病过程的认知、情绪、人格特征、价值观念以及行为方式等。其中，个体的认知、情绪及人格特征与生物遗传有较密切的联系，称为内在的心理品质，具有相对稳定的特点；价值观念及行为方式称为外在的心理品质，后天习得，积累经验。

2. 行为与生活方式因素

生活方式是个人或群体在长期的社会化进程中形成的一种行为倾向或行为模式，这种行为模式受个体特征和社会关系所制约，是在一定的社会经济条件和环境等多种因素之间的相互作用下形成的。健康相关行为指的是人类个体和群体与健康和疾病有关的行为，按照行为对行为者自身和他人健康状况的影响，健康相关行为可分为促进健康行为和危害健康行为两大类。前者指个人或群体表现出的，客观上有利于自身和他人健康的行为；后者指偏离个人、他人和社会健康期望、不利于健康的行为，人们的这种危害健康行为给个人、群体乃至社会的健康会带来直接或者间接的危害，它对机体具有潜伏性、累积性和广泛影响的特点。

在综合健康医学模式中，行为生活方式中重点提及了三个因素：职业危险因素、生活危害因素及消费形式。职业危险因素是指生产工作构成及其环境中产生和（或）存在的，对职业人群的健康、安全和作业能力可能造成不良影响的一切要素或条件的总称。

3. 生物遗传因素

生物遗传因素包括综合内因、成熟老化以及遗传因素。成熟老化是指随着时间的推移，身体结构和机能由弱变强又逐渐衰退的自然现象。遗传因素包括遗传物质（染色体、基因）、遗传物质传递过程以及遗传信息的实现。生物遗传因素对健康的影响分为遗传性疾病和体质遗传两方面，前者是指遗传缺陷性疾病如血友病、白化病和有遗传倾向的疾病如高血压、糖尿病和某些肿瘤等；后者是指体质机能如胖瘦、心脏功能天生低下等。

4. 卫生服务因素

卫生服务是指卫生机构和卫生专业人员为了防治疾病、增进健康，运用卫生资源和各种手段，有计划、有目的地向个人、群体和社会提供必要服务的活动过程；卫生服务主要包括治疗、预防和康复服务。

医疗卫生服务是防治疾病、增进健康的有效手段，服务的好坏直接影响人群的健康水平。卫生政策是否正确，医疗卫生服务机构布局是否合理，群众就医是否及时、方便，医疗技术水平以及卫生服务质量的高低，都会影响人群的健康和疾病的转归。

（三）恩格尔的生物—心理—社会医学模式

人们逐步认识到以往的生物医学模式已不足以阐明人类健康和疾病的全部本质，疾病的治疗也不能单凭药物和手术。于是，新的生物—心理—社会医学模式应运而生。在该模式中，疾病和健康是疾病的生理（生物医学）因素、心理因素、环境因素（自然和社会环境），以及卫生保健体系（医疗卫生服务因素）共同作用的结果。在这个系统中，不再是二元论和还原论的简单先行因果模型，而是互为因果、协同制约的立体化网络模型。健康反映为系统内、系统间高水平的协调。恢复健康不是回到病前状态，而是代表一种与病前不同的系统的新的协调。

二、健康风险评估

健康风险一旦发生，会给个人、家庭和社会带来一定程度的损失。损失的大小与疾病的类型和疾病严重程度相关，而疾病的类型和严重程度则与健康风险因素的数量及健康风险类型密切相关。从个人、家庭及社会的角度，都需要积极地应对健康风险，进行健康管理；而健康风险评估则是进行健康风险管理的基础和关键。

健康风险评估（health risk appraisal，HRA）是通过所收集的大量的个人健康信息，分析建立生活方式、环境、遗传和医疗卫生服务等危险因素与健康状态之间的量化关系，预测个人在一定时间内发生某种特定疾病（生理疾患和心理疾患）或因为某种特定疾病导致死亡的可能性，即对个人的健康状况及未来患病或死亡危险性的量化评估。健康风险评估目的在于评估特定事件发生的可能性，而不在于做出明确的诊断。

第二节　健康风险评估的目的

健康风险评估是健康管理的核心内容，包括信息收集、风险估算以及风险交流。在健康风险评估过程中主要涉及两大主体：一是健康管理机构，包括社区卫生服务机构、综合医疗机构、健康管理企业等；二是健康管理对象，包括群体和个体。健康风险评估的主要目的是健康管理机构运用健康风险评估技术帮助健康管理对象促进健康、维护健康（图 5-3）。

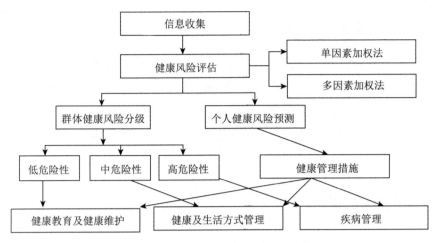

图 5-3　健康风险评估在健康管理中的作用

一、个人健康指导

（一）帮助个体综合认识健康危险因素

在没有出现疾病之前，个体往往认为自己是健康的，殊不知因为各种健康危险因素（环境因素、生物遗传因素、行为与生活方式因素、卫生服务因素等），自己也可能是潜在的患者。健康风险评估通过专业设计的问卷，收集个人危险因素信息，通过收集的信息发现个体的健康状况及未来患病危险性，有利于帮助个体综合、正确地认识自身健康危险因素及其患病风险。

（二）制订个体化健康干预方案

通过问卷调查，可以发现个体的主要健康问题及其健康危险因素，同时判断危险因素属于可改变的因素（环境、行为与生活方式、医疗卫生服务等）还是不可改变的因素（年龄、性别、疾病家族史和遗传特征）；可改变的因素有属于外界、无法依靠自己力量改变的，还有可以依靠自己力量改变的，从而制订个性化、针对性的干预方案，维护并促进个体健康水平。

（三）鼓励和帮助个体主动改变不健康的行为

通过问卷，分析个体的健康状况及其健康危险因素，尤其是依靠自己的力量可以改变的危险因素，如行为与生活方式。根据已经制订的个性化、针对性的干预方案，让个体意识到健康风险可能带来的不良后果，并鼓励个体主动地去改变不健康的行为，预防疾病。

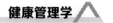

（四）评价干预措施的有效性

健康干预是根据健康管理干预方案采取措施，利用多种形式帮助个体纠正不良生活方式和习惯，控制健康危险因素。通过收集干预前后的信息，比较干预前后健康状况及健康风险因素的变化情况，可以评价干预措施的有效性。健康风险评估是为健康管理服务的核心技术手段，其目的是促进健康。因此，评估干预措施的有效性非常重要，是健康管理有效性的反映。

二、群体管理

群体健康管理也是健康管理的重要内容，根据健康风险评估的步骤将群体进行健康风险分级，分成不同危险级别的人群，采取不同的管理措施。对健康风险程度为低危险性的人群进行健康教育及健康维护，对健康风险程度是中危险性的人群进行健康及生活方式管理，对健康风险程度是高危险性的人群进行疾病管理。

从个体的角度来说，通过群体健康风险评估，将有利于督促评估对象重新审视自己的生活习惯、行为方式，有利于督促评估对象关注和参加健康促进的活动，并采取积极的健康改善行动。

从政府的角度来说，可以帮助国家确定卫生政策的优先级。根据对三个人群的疾病经济负担分析结果，可确定资金投入时，优先投入低危险性人群、中危险性人群还是高危险性人群。从 2009 年开始，健康管理成为基本公共卫生服务中的重要组成部分，直至 2015 年，国家将人均基本公共卫生服务经费标准提高到 40 元，用于保障基层的健康管理工作的正常实施。

三、健康保险

此外，健康风险评估将促进健康保险产业的发展。在健康风险评估中的一个重要步骤是信息收集，尤其是群体健康及其影响因素的信息收集；而群体健康数据是健康保险业的基础。保险的保费是基于人群的患病、发病、死亡等健康指标以及医疗费用水平等大数据信息进行估算的。因此，如果健康风险评估与健康保险行业进行数据共享，则可以为健康保险保费的确定提供大数据——基线数据，也可以节省信息收集的费用。

第三节　健康风险评估方法

健康风险评估是健康管理的重要环节，主要用于测量或评估个体生理健康、功能健康、心理健康和社会适应状况的健康风险，同时发现主要的健康风险因素，以用于健康干预，促进健康，减少疾病经济负担。

一、健康风险评估的基本步骤

健康风险评估的步骤主要包括针对健康状况及健康风险因素的信息收集（问卷调查、体格检查、实验室检查）、健康风险估算、风险沟通。

（一）信息收集

信息收集内容主要包括群体健康风险及个人健康风险因素。健康风险因素可以分成环境因素、生活方式和行为因素、生物遗传因素、医疗卫生服务因素；这些危险因素又可以分成可以改善的危险因素和不可改善的危险因素。在信息收集过程中，需要收集可以改善和不可改善的危险因素，但是重点在于收集可以改善的危险因素，这是因为后续的健康管理过程中，可以采取干预措施（通过减少或改善已有的危险因素）来促进、增进健康。

1. 群体健康风险

了解当地人群群体的健康状况及其他信息，包括性别、年龄和疾病分类的发病率（患病率）和死亡率；用以评估群体的健康风险及测算个体疾病的危险因素与群体发病率及死亡率之间的数量联系，分析其个体健康相对危险度。健康风险评估选择哪一些疾病及有关的危险因素作为研究对象，对取得结论及合理解释非常重要。通常应选择主要疾病、一种疾病而非一类疾病作为调查对象，因为前者的危险因素比较明确，易于评价，如选择冠心病而不选心血管系统疾病；有的疾病目前还不能找到明确因果关系的危险因素，也不宜列入评价的疾病之列。群体健康水平资料可以通过登记报告、疾病监测等途径获得，也可以通过回顾性调查获得。

2. 个人健康风险因素

（1）生物遗传因素。性别、年龄、种族、身高、体重、疾病遗传史等。

（2）环境因素。经济收入、居住条件、家庭关系、文化程度、职业、婚姻状况、生产环境、心理刺激度等。

（3）行为生活方式。吸烟、锻炼、饮酒、体力活动、饮食习惯、使用安全带等。

（4）医疗卫生服务。医疗机构可及性、是否定期体检、X线检查、直肠镜检查、乳房检查和阴道涂片检查等。

（5）健康状况。详细了解个人的健康状况，包括个人患病史、症状、体征及各种体格检查结果、实验室检查结果。

（二）健康风险估算

在资料收集完毕之后，利用已有的信息依据循证医学、流行病学、统计学等的原理和技术，预测未来一定时期内具有一定特征的人群的健康风险及个人的健康风险。

1. 群体健康风险估算

群体健康风险估算主要预测未来一定时期内具有一定特征的人群的病死率、患病率、发病率，也可进行危险分级。相关的内容及指标如下：

（1）患病指标——患病率，某特定时间内一定人口中某病新旧病例所占比例。

（2）发病指标——发病率，在一定期间内，一定人群中某病新发生的病例出现的频率，是反映疾病对人群健康影响和描述疾病分布状态的一项测量指标，K 为发病专率。公式：

$$发病率 = \frac{一定期间内某人群中某病新病例数}{同时期暴露人口数} \times K$$

（3）死亡指标——包括死亡率、病死率等。死亡率指在一定期间内，一定人口中死于某病（或死于所有原因）的频率。公式：

$$死亡率 = \frac{某期间内（因某病）死亡总数}{同期平均人口数} \times K$$

病死率表示在一定时期内，患某病的全部病人中因该病死亡者的比例。公式：

$$病死率 = \frac{某期间内（因某病）死亡人数}{同期患某病的人数} \times K$$

（4）生命质量。以社会经济、文化背景和价值取向为基础，人们对自己的身体状态、心理功能、社会能力以及个人整体情形的一种感觉体验。生命质量评估包括对躯体健康、心理健康、社会功能、疾病状况以及对健康的总体感受的评价，可以用来反映群体或个体的健康风险。

生命质量的评估量表类型较多，如一般性生命质量调查问卷，是一种通用的生命质量调查表。常见的有 WHOQOL、SF－12、SF－36；临床生命质量测定方法，如 QWB（Quality of Well-Being scale）、RKI（Rosser/Kind Index）、IHRQL（Index of Health Related Quality of Life）；特殊病种生命质量调查表，如帕金森病生命质量调查表（PDQ－39）、慢性心力衰竭调查表（CHF）、糖尿病患者生命质量特异性量表。

（5）健康风险分级。根据与某疾病相关健康风险因素的类型、多少及严重程度，将人群按照风险进行分组，目的是获得相对同质的风险子集，然后根据分组结果确定健康管理措施。

2. 个人健康风险估算

个人健康风险估算需要通过一定的技术方法计算健康危险性。危险性评价的方法经历了两个阶段。

第一阶段为单因素加权法：危险性评价基于单一危险因素与发病率的基础上。分别使用相对危险性来反映若干危险因素与发病率的关系，将计算得到的各项相关因素的相对危险性进行加权，即可得到患病的危险性。这种估算方法简单实用，不需要大量的数据分析，是健康管理发展早期的主要危险性评价方法。

第二阶段为多因素模型法：本阶段所使用的估算方法较为复杂，通过运用统计学概率理论方法，例如神经网络方法、Monte Carlo 模型等，估算多种危险因素下患病的危险性。这种方法的典型模型是 Framingham 的冠心病模型，它建立在前瞻性研究的基础上，因而被广泛地使用。个人健康风险估算的结果指标术语包括健康年龄、健康分值、患病危险性等。

(1)健康年龄。依据年龄和健康结果之间的函数关系，按个体所存在的危险因素计算的预期健康结果水平求出的年龄。受评估者的评估危险度要和同年龄同性别人群的平均危险度相比较。如果某个人的评估危险度与人群平均危险度相等，则他的健康年龄就是其自然年龄。如果某人的评估危险度高于人群平均危险度，则他的健康年龄大于其自然年龄；若评估危险度低于人群平均危险度，则其健康年龄小于自然年龄。

(2)健康分值。也有人称为危险分值，即将健康危险度的计算结果通过一定的方法转化为一个数值型的评分，比如患病危险性用患病的概率值作为结果，0 表示永生，1 表示死亡。

(3)患病危险性。患病危险性是个人健康风险估算的目的，指在多种危险因素作用下，患病的可能性。患病危险性包括绝对危险性(绝对风险)和相对危险性(相对风险)；健康年龄及健康分值都是反映患病危险性的指标。

绝对风险性(绝对风险)与相对风险性(相对风险)是相比较而言的，绝对风险性反映的是一般人群或个人未来若干年内患某种疾病或者因某病死亡的可能性。相对风险性反映的是相对于一般人群危险度的增减量。一般人群的相对危险性是按照人口的年龄性别死亡率来计算的，定为1，那么其他的相对危险性就是大于1或小于1的值。个人的相对危险性乘以一般人群的相对危险性就是若干年后死于某种疾病的概率。

图 5-4 显示了绝对风险性和相对风险性的区别，某人的患病危险性表现为患病概率为1%，即他有 1% 的可能性患病。同时该人在人群中的患病危险性是 25%，即表示他的患病风险位于该人群的第 25 百分位数。

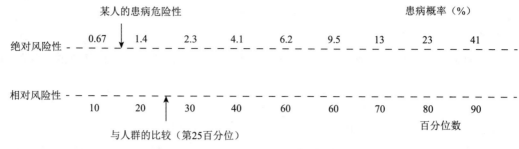

图 5-4　相对风险性与绝对风险性的区别

（三）风险沟通

风险沟通是健康管理各方（健康管理对象及健康管理机构）之间交换信息和看法的双向互动过程，包括收集信息、组织信息、再现和提炼信息，并为决策服务等过程。风险沟通是健康管理的重要内容，贯穿风险管理全过程，是风险管理的最重要的途径之一。

健康风险评估报告是风险沟通的表达形式，包括群体风险评估报告和个体风险评估报告。群体报告主要包括受评群体的人口学特征、患病状况、危险因素总结、建议的干预措施和方法等；个体报告主要包括综合健康信息、健康风险评估结果及分析，以及有针对性的健康教育信息。

健康风险评估报告内容应考虑个体或群体的社会生活环境及习俗，应实事求是、客观地反映实际存在的危险因素，对多种健康危险因素，须根据对健康的危险性大小分清主次，按先后顺序排列。报告的表达形式和方法可多种多样，如文字、表格、图片、影像、互联网等形式。

二、健康风险评估的种类

健康管理中健康风险评估主要包括一般健康风险评估、疾病风险评估和健康功能评价，本章主要介绍前两种。

（一）一般健康风险评估

一般健康风险评估指针对危险因素或可能发生的疾病进行粗略的评估。一般健康风险评估同样包括收集危险因素等信息、风险估算及风险交流三个步骤。

1. 信息收集

通过问卷调查、体格检查、实验室检查、健康监测等各种方式，收集与健康相关的各种因素，包括健康状况（疾病状态）以及健康危险因素。

健康状况包括生命质量状况及疾病情况（慢性病及非慢性病患病、发病情况，疾病死亡情况)，疾病状况可通过血压、血脂、血糖、体重、身高、腰围等生理指标测量。健康危险因素包括环境因素、生活方式和行为因素、生物遗传因素、医疗卫生服务因素等。在调查过程中，需尽可能掌握可改变的健康危险因素，以便在后续的健康干预过程中进行干预。疾病状况与健康危险因素有时难以划分。如高血压、高血脂、高血糖、肥胖等本身为疾病状态，同时也是冠心病、脑卒中、肿瘤、糖尿病及慢性阻塞性肺疾病的危险因素。

2. 风险估算

将个人/群体的一般健康状况及风险因素信息收集齐全之后，进行风险估算，同时进行风险分层。以下以《中国高血压防治指南》对人群进行危险分层为例进行介绍。

高血压是指以体循环动脉血压(收缩压和/或舒张压)增高为主要特征(收缩压≥140mmHg，舒张压≥90mmHg)，可伴有心、脑、肾等器官的功能或器官性损害的临床综合征。高血压的影响因素包括遗传因素、精神和环境因素、年龄因素、生活习惯因素、药物、相关疾病等。因此《中国高血压防治指南》根据血压升高水平、其他心血管危险因素、靶器官损害以及并发症情况进行高血压危险分级。

(1)血压升高水平。血压升高水平可分为三级，分别为：①1级高血压(收缩压140～159mmHg 和/或舒张压 90～99mmHg)；②2级高血压(收缩压 160～179mmHg 和/或舒张压 100～109mmHg)；③3级高血压(收缩压≥180mmHg 和/或舒张压≥110mmHg)。

(2)其他心血管危险因素。男性≥55 岁，女性≥65 岁；吸烟；血胆固醇>5.72mmol/L (220mg/dL)；糖耐量受损(餐后 2h 血糖 7.8～11.0mmol/L)和/或空腹血糖异常(6.1～6.9mmol/L)；早发心血管疾病家族史(一级亲属发病年龄，<50 岁)；腹型肥胖(腰围：男性≥90cm. 女性≥85cm)或肥胖($BMI≥28kg/m^2$)。

(3)靶器官损害。左心室肥厚(心电图或超声心电图)；颈动脉超声 IMT≥0.9mm 或动脉粥样斑块；颈—股动脉脉搏速度≥12m/s；踝/臂血压指数<0.9；肾小球滤过率[<60mL/(min·$17.3m^2$)]或血肌酐轻度升高(男性：115～133μmol/L 或 1.3～1.5mg/dL；女性：107～124μmol/L 或 1.2～1.4mg/dL)；微量蛋白尿 30～300mg/24h 或白蛋白—肌酐比值≥30mg/g(3.5mg/mmol)。

(4)并发症。心脏疾病(心绞痛，心肌梗死，冠状动脉血运重建术后，充血性心力衰竭)；脑血管疾病(脑出血，缺血性脑卒中，短暂性脑缺血发作)；肾脏疾病(糖尿病肾病；肾功能受损；血肌酐升高，男性>133mmol/L 或 1.5mg/dL，女性>124μmol/L 或 1.4mg/dL；蛋白尿>300mg/24h)；外周血管病；重度高血压性视网膜病变(出血或渗出，视乳头水肿)；糖尿病(空腹血糖异常≥7.0mmol/L，餐后 2h 血糖≥11.0mmol/L，糖化血红蛋白 HbAlc≥6.5%)。

根据以上四类因素将高血压患者分为低危、中危、高危和很高危，分别表示 10 年内将发生心、脑血管病的概率<15%、15%～20%、20%～30%和>30%，量化估计预后。具体分层标准参照表 5-1。

表 5-1 高血压患者心血管危险分层标准

其他危险因素和病史	血压水平		
	1 级	2 级	3 级
无其他危险因素	低危	中危	高危
1～2 个危险因素	中危	中危	很高危
3 个以上危险因素，或靶器官损害	高危	高危	很高危
临床并发症或合并糖尿病	很高危	很高危	很高危

3. 风险交流

根据风险估算结果，健康管理机构及工作人员对健康管理对象进行风险交流，提供相应的健康风险报告，提供疾病信息、疾病风险及健康干预措施和方法。

（二）疾病风险评估

疾病风险评估在一般疾病风险的基础上得以扩展，是对特定疾病患病风险进行的评估。疾病风险评估同样包括信息收集、风险估算及风险沟通三大步骤。其中风险估算是疾病风险评估的核心内容，在此，本教材将重点介绍单因素加权法及多因素模型法两种风险估算方法。

1. 单因素加权法

单因素加权法建立在某一危险因素与发病率基础上，在此主要介绍健康年龄及哈佛癌症风险指数模型。

（1）健康年龄。例如，某地冠心病死亡率为 1877/10 万，当地某 41 岁男性血压为 16.0/9.3kPa，胆固醇为 192mg/dL，无糖尿病病史，体力活动为从事坐着的工作，家族史为无，不吸烟，体重为超重 30%，请问该男性的冠心病危险度，若采取干预措施，效果如何？

第一，将危险因素转化为危险分数，这是评价危险因素的关键步骤。参考表 5-2 将该男性的危险因素转化为危险分数。该危险分数可根据人群的流行病学调查资料计算得到，也可采用专家经验评估方法，由相关专业的专家评分加权而得。

根据表 5-2 可得到各危险因素的危险分数，如表 5-3 所示。

表 5-2　冠心病危险分数转换表（男性 40～44 岁组）

危险指标	测量值	危险分数	危险指标	测量值	危险分数
收缩压 kPa（mmHg）	26.6(200)	3.2	糖尿病史	有	3.0
	23.9(180)	2.2		已控制	2.5
	21.3(160)	1.4		无	1.0
	18.6(140)	0.8	家庭史	父母二人 60 岁以前死于冠心病	1.4
	16.0(120)	0.4		父母一人 60 岁以前死于冠心病	1.2
舒张压 kPa（mmHg）	14.1(106)	3.7		父母健在（<60 岁）	1.0
	13.3(100)	2.0		父母健在（≥60 岁）	0.9
	12.5(94)	1.3	吸烟	≥10 支/日	1.5
	11.7(88)	0.8		<10 支/日	1.1
	10.9(82)	0.4		吸雪茄或烟斗	1.0
胆固醇 mg/dL	280	1.5		戒烟（不足 10 年）	0.7
	220	1.0		不吸或戒烟 10 年以上	0.5
	180	0.5	体重	超重 75%	2.5
运动情况	坐着工作和娱乐	2.5		超重 50%	1.5
	有些活动的工作	1.0		超重 15%	1.0
	中等锻炼	0.6		超重 10% 以下	0.8
	较强锻炼	0.5		降到平均体重	1.0
	坐着工作，定期锻炼	1.0			
	其他工作，定期锻炼	0.5			

表5-3　某地某41岁男性冠心病危险因素评价表

死亡原因(1)	死亡概率(1/10万)(2)	危险因素(3)	指标值(4)	危险分数(5)	组合危险分数(6)	存在死亡风险(7)	建议改变的危险因素(8)	新危险因素(9)	新组合危险分数(10)	新存在死亡危险(11)	降低量(12)	危险程度降低百分比(%)(13)
冠心病	1 877	血压(kPa)	16.0/9.3	0.4	1.91	3 585.07	—	0.4	0.11	206.47	3 378.60	47
		胆固醇(mg/dL)	192	0.6			—	0.6				
		糖尿病史	无	1.0			—	1.0				
		体力活动	坐着工作	2.5			定期锻炼	1.0				
		家族史	无	0.9			—	0.9				
		吸烟	不吸	0.5			—	0.5				
		体重	超重30%	1.3			降到平均体重	1.0				
车祸	285	饮酒	不饮	0.5	01.90	541.50	—	0.5	1.90	541.50	0	0
		驾车里程	25 000 km/y	2.5			—	2.5				
		安全带使用	90%	0.8			100%	0.8				
自杀	264	抑郁	经常	2.5	2.50	660.00	治疗抑郁	1.5	1.50	369.00	264.00	4
		家族史	无	1.0			—	1.0				

续表

死亡原因 (1)	死亡概率 (1/10万) (2)	危险因素 (3)	指标值 (4)	危险分数 (5)	组合危险分数 (6)	存在死亡风险 (7)	建议改变的危险因素 (8)	新危险因素 (9)	新组合危险分数 (10)	新存在死亡危险 (11)	降低量 (12)	危险程度降低百分比(%) (13)
肝硬化脑血管病	222	饮酒	不饮	0.1	0.10	22.20	—	0.1	0.10	22.20	0	0
		血压(kPa)	16.0/9.3	0.4	0.19	42.18	—	0.4	0.19	42.18	0	0
		胆固醇(mg/dL)	192	0.6				0.6				
		糖尿病史	无	1.0			—	1.0				
		吸烟	不吸	0.8			—	0.8				
肺癌	202	吸烟	不吸	0.2	0.20	40.40	—	0.2	0.20	40.40		
慢性风湿性心脏病	167	心脏杂音	无	1.0	0.10	16.70	—	1.0	0.10	16.70		
		风湿热	无	1.0			—	1.0				
		症状体征	无	0.1			—	0.1				
肺炎	111	饮酒	不饮	0.1	1.00	111.00	—	0.1	1.00	111.00		
		肺气肿	无	1.0			—	1.0				
		吸烟	不吸	1.0			—	1.0				
肠癌	111	肠息肉	无	1.0	1.00	111.00	—	1.0	0.33	33.30		
		肛门出血	无	1.0			—	1.0				
		肠炎	无	1.0			—	1.0				
		直肠镜检查	无	1.0			每年检查一次	0.3				

续表

死亡原因 (1)	死亡概率 (1/10万) (2)	危险因素 (3)	指标值 (4)	危险分数 (5)	组合危险分数 (6)	存在死亡风险 (7)	建议改变的危险因素 (8)	新危险因素 (9)	新组合危险分数 (10)	新存在死亡危险 (11)	降低量 (12)	危险程度降低百分比(%) (13)
高血压 心脏病	56	血压(kPa)	16.6/9.3	0.4	0.70	39.20	—	1.0				
		体重	超重30%	1.3			降到平均体重	1.0	0.40	22.40		
肺结核	56	X线检查	阴性	0.2	0.20	11.20	—	0.2	0.20	11.20		
		结合活动	无	1.0			—	1.0				
		经济和社会地位	中等	1.0			—	1.0				
其他	1 987					1 987.00	—		1.00	1 987.00	0	0
合计	5 560					7 167.45				3 430.30	373	52.2

第二，计算组合危险分数。当与疾病死亡原因有关的危险因素只有一项时，组合危险分数等于该死因的危险分数。如 40～44 岁组男性的危险因素只有每天吸烟 20 支，那么冠心病的危险分数和组合危险分数都是 1.5。

当与疾病死亡原因有关的危险因素有多项时，要考虑到每一项危险因素的作用。组合危险分数为大于 1 的危险分数分别减去 1 之后的和，与小于或等于 1 的危险分数的乘积之和。那么 41 岁男性冠心病的组合危险分数为 [(2.5－1)＋(1.3－1)]＋(0.4×0.6×1.0×0.9×0.5)＝1.908。

第三，计算存在死亡危险。如表 5-3 所示，存在死亡危险表明在某一种组合危险分数下，因某种疾病死亡的可能危险性。存在死亡危险＝疾病别平均死亡率×该疾病危险分数。41 岁男性冠心病死亡危险＝(2)×(6)＝1877×1.91＝3585.07＝(7)。表示该男性的冠心病死亡风险为 3587.07/10 万人，是当地平均水平的 1.91 倍。

第四，计算评价年龄。如表 5-3 所示，41 岁男性的总死亡危险为 7167.45/10 万人口，查询表 5-3，寻找对应的年龄，可知该死亡危险对应的年龄为 43.5 岁左右，故 41 岁为该男子的实际年龄，43.5 岁为评价年龄，即该男子的身体状况相当于 43.5 岁男子的身体状况。

第五，计算增长年龄。增长年龄为通过努力降低危险因素后可能达到的预期年龄。

第六，计算危险因素降低程度。指的是如果根据医生的建议降低现有的危险因素，危险能够降低的程度。

(2)哈佛癌症风险指数模型。这是哈佛癌症风险工作小组提出的，是基于生活方式及常规体检资料的癌症风险指数评估模型。

第一，通过查阅文献确立所评估癌症的主要危险因素及相对危险度：选取资料时，尽可能选用基于评估地区人群、大样本的重大项目研究。如评估地区资料缺失或不充分，则由专家小组成员参考其他地区相关研究资料，讨论决定。

第二，预测个体发病的相对危险度：根据公式计算出个体患病的相对风险。相对危险度计算公式如下：

$$RR = \frac{RR_{i1} \times RR_{i2} \times \cdots \times RR_{in}}{[P_1 \times RR_{c1} + (1-P_1) \times 1.0] \times [P_2 \times RR_{c2} + (1-P_2) \times 1.0] \times \cdots \times [P_n \times RR_{cn} + (1-P_n) \times 1.0]}$$

其中，RR 为被预测个体患某病预期同性别年龄组一般人群比较的相对风险。RR_i 指个体中存在的危险因素的相对危险度；P 为其同性别年龄组人群中暴露于某一危险因素的比例；RR_c 为由专家小组对某一危险因素(包括不同分层)的相对危险度达成共识的赋值。

第三，用个体患病的相对风险与其同性别年龄组一般人群比较，根据哈佛癌症风险指数工作小组制定的从显著低于一般人群到显著高于一般人群 7 个等级标准(表 5-4)确定个体的危险等级。

表 5-4　被预测个体与同性别年龄组一般人群患者风险比较

相对风险	风险水平
<0	极显著低于一般人群
0～	显著低于一般人群
0.5～	低于一般人群
0.9～	相当于一般人群
1.1～	高于一般人群
2.0～	显著高于一般人群
5.0～	极显著高于一般人群

第四，计算个体患病的绝对风险：相对风险乘以同性别年龄组一般人群某病的发病率，即可计算出个体患病的绝对风险值。

2. 多因素模型法

多因素模型法将多种危险因素纳入模型中，得到患病危险性与危险因素之间的关系，如基于模糊数学的神经网络方法、基于 Monte Carlo 的模型等，典型代表是 Framingham 的冠心病模型。在此将介绍 Framingham 冠心病模型。

1998 年，Wilson 等人报道了针对冠心病的 Framingham 危险评分，该函数成为美国国家胆固醇教育项目成人治疗方案计算风险的基础。该函数与之前发表的函数相比，使用危险分层代替连续变量，有助于医生采用更新附录进行危险评估。冠心病危险评分是根据胆固醇水平和非胆固醇因素计算个体未来 10 年冠心病的发作概率。非胆固醇因素又分为高危因素、主要危险因素和其他因素。该模型采用的 10 年风险评估为将来患冠心病的低、中、高危人群进行分类提供了方便的方法。

其中高危因素，除临床已诊断的冠心病外，还包括有症状的颈动脉疾病、外周动脉疾病、腹主动脉瘤和糖尿病。具有以上高危因素中任何一项者，未来 10 年发生心脏病或心脏病复发的可能性>20%，即 10 年心脏病危险>20%。主要危险因素包括年龄（男性>45 岁，女性>55 岁）、吸烟、高血压（血压>140/90mmHg，或正接受抗高血压药物治疗）、HDL-胆固醇<40mg/dL、早发心血管疾病家族史（一级亲属中冠心病发病年龄，男性<55 岁，女性<65 岁）。具有 0～1 个主要危险因素者，其未来 10 年心脏病危险>10%。具有 2 个或 2 个以上主要危险因素者，采用 Framingham 危险量表评估未来 10 年心脏病危险，评分>20% 为高危，10%～20% 为中危，评分<10% 则为低危。其他危险因素包括肥胖、运动少、高饱和脂肪酸和高胆固醇饮食、高半胱氨酸和脂蛋白 α 水平升高。虽然 Framingham 危险评分中不包含这些因素，但它们仍然被认为是冠心病的危险因素。

在 Framingham 研究中使用的是心血管预测模型，以是否发病或死亡作为因变量，以危险因素为自变量，通过 Logistic 回归和 Cox 回归建立回归方程，预测个体在未来某个时间(5 年或 10 年)心血管疾病发病或死亡的可能性(即绝对危险度),由于方程的结果反映了个体主要危险因素的综合发病或死亡危险,也被称为综合心血管病危险。绝对危险度是以人群的平均危险因素和平均发病率对 Cox 生存函数进行调整,如 10 年发病危险概率(P)的计算公式为:

$$P = 1 - S_0(t)^{\exp(f(x,M))}$$

其中,$f(x,M) = \beta_1(x_1 - M_1) + \cdots + \beta_P(x_P - M_P)$,$\beta_1 \sim \beta_P$ 为各危险因素不同分层的偏回归系数,$x_1 \sim x_P$ 为每个人各危险因素的水平,$M_1 \sim M_P$ 为该人群各危险因素的平均水平。$S_0(t)$ 为在 t 时间(如 10 年)的平均生存函数,即危险因素平均水平的生存函数。

第四节　健康相关危险因素

从广义上来讲,健康相关危险因素也称健康危险因素,是指机体内外存在的使疾病发生和死亡概率增加的诱发因素,包括个人特征、环境因素、生理参数、疾病或亚临床疾病状态等。个人特征包括不良的行为(如吸烟、酗酒、运动不足、膳食不平衡、吸毒、迷信、破坏生物节律等)、疾病家族史、职业等;环境因素包括暴露于不良的生活环境和生产环境等;生理参数包括有关实验室检查结果(如血脂紊乱)、体型测量(如超重)和其他资料(如心电图异常)等。

任何影响健康的"正常状态"的因素都是健康危险因素。世界卫生组织给健康下了如下的定义:"健康是一种躯体、精神与社会和谐融合的完美状态,而不仅仅是没有疾病或身体虚弱。"世界卫生组织的定义体现了积极的和多维的健康观,是健康的最佳状态。它表明健康需要在身体(生理)做到各器官和系统都能够正常工作;在精神(心理)上能够认识和发挥自己的潜力、有效从事工作,并对社会做出贡献,而不仅仅是没有精神障碍;在社会(社交)上能够与他人和谐共处,并能够与社会制度和道德观念相融合。健康是一种积极的理念,强调社会和个人的资源以及个人躯体的自主能力;这就将影响健康的个体行为以及群体和机构行为都纳入了健康危险因素的范畴。因而,在考虑传统健康指标的同时,我们更要关注各类因素对健康的综合影响。

一、慢性病与健康危险因素

慢性病事件的危险因素由不可改变的和可改变的因素组成。按是否可以纠正分为不可改变的危险因素和可改变的危险因素。不可改变的主要危险因素包括:家族遗传史、老龄化与性别、环境等;可以改变的主要危险因素包括:心理不健康或健康水平偏低、不良生活方式(吸烟、饮酒过多、运动不足、膳食不平衡等)导致的腰围/体重指数(BMI)超标(肥胖或超重)、血脂异常、血糖/血压/血尿酸偏高等,这些因素与我们个人健康状况以及个人慢性病风险有密切的联系。

随着物质生活水平日益提高和老年化社会的发展,由不良生活方式引发的糖尿病、心脑血管、肿瘤等慢性病日趋流行,已经严重影响我国居民健康水平和生活质量。

健康危险因素与健康风险不仅存在于人们所有社会生产和生活活动中,也存在于人类自身的生、老、病、死过程中,健康风险一旦发生,会给个人、家庭和社会带来一定程度的损失,健康风险同样需要积极地管理和应对,健康风险评估则是进行健康风险管理的基础和关键。

二、生活方式相关的危险因素

生活方式是一种特定的行为模式,这种行为模式受个体特征和社会关系所制约,是在一定的社会经济条件和环境等多种因素之间的相互作用下形成的。建立在文化继承、社会关系、个性特征和遗传等综合因素基础上的稳定的生活方式,包括饮食习惯、社会生活习惯等。众多研究表明,不良生活方式和行为对健康的直接或间接影响巨大,例如,吸烟与肺癌、慢性阻塞性肺病、缺血性心脏病及其他心血管疾病密切相关;膳食不合理、身体活动不足及吸烟,成为造成多种慢性病的三大行为危险因素。

预防慢性病的最好方法是改善生活方式,健康教育和健康管理都是帮助人们减少导致这些慢性病危险因素的重要手段。要想有效地控制和改善慢性病的危险因素,首先要识别这些个体及人群的危险因素。

1. 体重与体重指数(BMI)

超重(肥胖)的人罹患高血压、高血胆固醇或其他脂质代谢紊乱、2 型糖尿病、心脏病、脑卒中和某些癌症的危险性也较大。减肥不仅有助于预防这些疾病,而且,也会延缓病情的进展。保持适宜体重,除了要关注体重,更主要的是看多余的体脂储存在身体的什么部位,因为这将影响是否具有罹患心脏病的危险。假如某人体型属于苹果型,则体内多余的脂肪将主要储存在腹部,此时罹患心脏病和 2 型糖尿病的危险性就比较大。

一个人的体重受多种因素影响,包括遗传、激素代谢以及膳食和体力活动等。许多的国人都有超重的问题。必须牢记的是,即使是一组正常人,他们通过膳食摄入的热能完全一样,体重也会各不相同。超重者一般来说都不好运动,但这究竟是肥胖的原因还是结果目前还无法确定。关于体重的一般性建议是,将自己的体重控制在理想体重的120%以内。

判断是否超重或肥胖的常用指标是 BMI,即体重指数[体重和身高平方的比值:$WT(kg)/HT(m)^2$]。《中国成人超重和肥胖症预防控制指南》中设定的男、女性超重标准为 $BMI>24$。

2. 体力活动/运动

多进行体力活动有助于降低胆固醇水平、升高 HDL－C 水平(DIJ－C 是一种"好"的胆固醇，它不会在动脉内沉积)，并且能缓解高血压，有助于降低心脏病的发病危险，也有助于降低发生其他慢性疾病的可能性，例如 2 型糖尿病和脑卒中的风险。进行体力活动的另一项好处是能够消耗掉多余的热能，有助于保持体重。一定强度的锻炼(有氧运动)还能改善心肺功能，因此，经常性地从事一定强度的运动对于减肥并保持体重是必需的。

3. 健康饮食

采用健康饮食有助于控制多种慢性疾病的危险因素。健康饮食的目标是保持恒定理想体重、预防疾病和摄入充足、平衡的各种营养素。为了达到这个目标，膳食中的食物种类应该尽可能地多。摄入丰富的谷类、蔬菜、水果和豆类(植物性食物中富含膳食纤维和多种营养素，而且脂肪含量较低，不含胆固醇)以及采用低脂、低胆固醇、低盐、低钠和低糖膳食(加工食品经过加工后，其中绝大部分膳食纤维、维生素和矿物质已被破坏，相反含有大量的盐、脂肪和糖)。

4. 吸烟

吸烟增加罹患心脏病、脑卒中、癌症、严重肺部疾患和其他慢性病的危险性。吸烟越多，危险性就越大。几乎是只要一停止吸烟，心脏病的危险性就会降低，肺部也就开始恢复健康。戒烟 10～15 年之后，危险性就会降至与非吸烟者几乎相同的水平。

5. 酗酒

酗酒会暂时性地使血压升高并会导致高血压的发生。饮酒过多还会引起其他一些健康问题，例如肝病和胰腺疾病、脑部和心脏损害，并使发生多种癌症的危险性增加以及导致胎儿酒精综合征和车祸。酒精的热能密度较高，因此必须严格限制饮酒。

6. 压力

压力是面临挑战和需求时机体的体能、精神和感情方面的综合反应。没有及时缓解的压力会增加脑卒中、心脏病和其他慢性疾病如偏头痛、过敏、哮喘和背痛的危险性。压力能够暂时性地使血压升高。若这种状况持续较长时间，就会导致高血压。对自身压力能够充分认识并采取合理而健康的途径及时给予缓解，就可以极大地减轻压力造成的后果。

三、我国居民存在的主要健康危险因素

近十几年来，我国居民的冠心病、脑卒中、恶性肿瘤和糖尿病等慢性病发病率呈不断上升的趋势。与同期欧美、日本等发达国家慢性病稳中有降的情况形成鲜明的对比。中国居民慢性病的主要危险因素有不健康的饮食(能量、脂肪和食盐的过度摄入)、身体活动不足、长期的精神紧张和心理压力以及吸烟、过量饮酒。这些危险因素的聚集和社会发展、文化、经济、环境和个体原因密切相关。不少学者强调营养、体力活动和烟酒，但也有学

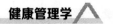

者强调精神和心理因素，认为它是国人慢性病高发的主要危险因素。紧张的生活和工作节奏、狭窄的空间以及较低的健康意识导致体力活动减少（人们没有时间、空间去锻炼身体），快速增长的私家车加速了身体活动的不足和空气污染。饮食营养不合理的原因主要在于传统的高盐习惯、动物性食品和脂肪摄入量的过高、快餐的流行、营养知识的缺乏等。

四、生活方式疾病

与慢性病的行为生活方式/行为危险因素密切相关的疾病，称为生活方式疾病，如高血压、糖尿病、肺癌以及心脑血管等慢性疾病。生活方式疾病有时也称为富贵病，是西方国家对一些慢性非传染性疾病进行了大量的流行病学调查研究后得出的结论。这些慢性非传染性疾病的主要病因就是人们的不良生活方式。这些疾病现代医学还难以治愈，并严重危害人们的生命和健康。原卫生部颁布的《慢性非传染性疾病预防医学诊疗规范（试行）》将高血压、糖尿病、肥胖、血脂异常等通过改变不良生活方式能预防和控制的疾病作为生活方式疾病的重点。由于健康素养的缺乏，人们往往对生活方式疾病认识不足。因而，生活方式疾病的真正危害不仅来自疾病本身，由于人们还没有"健康生活方式"的概念，加上慢性病的发生和发展很慢，人们会在慢性病发生发展的进程中仍然麻痹大意，这是生活方式疾病对人类造成的双重威胁。

由此可见，预防慢性病的最好方法是改善生活方式。减少导致这些慢性病的危险因素。健康教育和健康管理都是帮助人群进行健康改善的重要手段。然而，要想有效控制和改善慢性病的危险因素，首先要识别这些个体及人群的危险因素。

五、健康危险因素的识别

对健康风险而言，早期发现具有非同寻常的重要意义，掌握风险识别标准和技术是识别风险的关键。通过健康风险评估，可以有效地鉴别个人及人群的主要健康问题和危险因素，从而确定健康管理的目标所在。对于处于中低风险的大众人群，主要的目的是一级预防，进行的干预主要是生活方式和行为的矫正等旨在减少危险因素个数和降低危险因素危害程度的措施；而对于高危人群和患者，则主要进行二级与三级预防，通过筛检和系统的行为干预，以及完整的疾病管理方案来防止疾病的发生，减缓疾病的进程及并发症的发生。

1. 健康危险因素的信息采集方法

健康危险因素的相关信息主要来源有如下三方面：①健康体检信息；②健康问卷信息；③健康档案信息。

2. 危险因素分布与聚集分析

对于单个的健康危险因素，其筛查标准一般都以疾病管理的临床指南为参考值，对指标进行分层并分析其在年龄、性别以及人群中的分布情况。有些危险因素虽然对预期寿命影响较大，但这一因素在人群的分布范围有限，它对人群总体的危险程度并不严重。相反，有些危险因素虽然对健康影响程度不一定十分严重，但由于其在人群中分布范围较广，就值得重视。

3. 生活方式/行为评估

生活方式/行为评估是对个体或群体当前的行为生活方式进行评估，目的是帮助人们识别不健康的行为方式，并针对性地提出改进措施。

生活方式评估主要从以下几方面来考虑。

(1)行为习惯：包括吸烟、饮酒以及睡眠等因素。

(2)体力活动：主要的指标包括体力活动的强度、持续时间、频率。常用的采集方法有体力活动日记、体力活动回顾等，可通过一些工具帮助进行能量消耗的监测，如运动心率表、计步器等，但需综合考虑其准确性、敏感性和方便性。

(3)膳食习惯与摄入量：主要指标包括膳食习惯和摄入链。膳食调查的方法主要有24h膳食回顾、膳食日记、FFQ(food frequency questionnaires)，优缺点各异。

(4)心理与精神压力：目前国外采用的精神压力评估以自报法为主，包括应激源评价、心理反应性评价和认知评价。国际上已经有比较成熟的量表，对生活事件(如离婚、升迁)焦虑、抑郁及认知等方面进行评估。

目标测试

1. 简答题

(1)健康风险评估的基本步骤有哪些？

(2)健康危险因素有哪些？

2. 讨论题

(1)如何理解健康风险评估和健康管理的关系？

(2)健康风险评估的目的是什么？

第六章
健康干预与应用

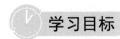

1. 了解健康干预计划的概念；
2. 掌握制订健康干预计划的基本步骤；
3. 掌握健康干预计划实施步骤；
4. 掌握健康管理效果评价的原则和步骤。

第一节　健康干预计划设计

一、健康干预计划设计概述

（一）健康干预计划的概念

健康干预计划设计是指根据实际情况，通过科学的预测和决策，提出在未来一定时期内所要达到的目标及实现这一目标的方法、途径等所有活动的过程。健康教育计划设计包括计划、实施和评价的全过程。健康教育计划的制订过程就是健康教育计划的设计。

（二）健康干预计划设计的原则

在制定健康干预计划的过程中，应当遵循以下原则：

1. 目标性原则

健康教育计划设计必须自始至终坚持以正确的目标为指向，做到目标明确、重点突出，计划干预活动紧紧围绕目标开展，使有限的资源集中使用，切忌包罗万象，面面俱到，保证计划目标的实现。

健康教育计划应当有明确的总体目标，即宏观的、计划理想的最终结果和切实可行的具体目标或具体的、量化的、可测量到的目标，从而体现计划的整体性和特殊性、可行性，确保以最小或最少的投入取得最大的产出和效益。

2. 参与性原则

目标人群积极参与健康教育的各项活动是健康教育成功的基础。只有把计划目标和目标人群所关心的健康问题紧密结合起来，才能吸引群众参与。制订计划应做到让目标人群早期参与健康需求分析，确定优先项目和目标，鼓励目标人群积极参与计划的制订以及计划的各项干预活动。

3. 整体性原则

健康教育是整个卫生事业发展系统中的一个重要部分，制订健康教育计划要立足于大卫生观念，以健康为中心，在社会发展的各个方面、在社会发展的过程中明确居民健康发展目标，解决居民健康问题。

4. 可行性原则

在制订计划时要一切从实际出发，尽可能地预见到在实施计划过程中可能发生的情况，因地制宜地进行计划设计。要清晰地掌握目标人群的健康问题、知识水平、经济状况、风俗民情、生活习惯等一系列主客观资料，提出符合实际，易为目标人群所接受，切实可行的干预计划。

5. 灵活性原则

计划设计要留有余地，尽可能地预计计划实施过程中可能发生的其他变化，并制订基于过程评价和反馈问题的应变对策、计划修订指征和原则，以确保计划的顺利实施。

二、制订健康干预计划设计的基本步骤

健康教育计划制订是在健康教育诊断的基础上，对计划干预活动本身的具体内容、干预方式和步骤进行研究设计的过程，核心是确立干预目标与对策。在实践中人们逐渐形成了健康教育计划设计的逻辑思维和系统工作方法。主要有以下六个步骤。

（一）社区需求评估

1. 社会诊断

社会诊断的目的和任务主要有：评估目标社区或对象人群的生活质量明确影响其生活质量的健康问题；了解目标社区或对象人群的社会环境；动员社区或对象人群参与健康教育项目。

（1）生活质量：生活质量既反映人群生存的客观状态，也反映人群对生存状态的主观感受，如居住条件、空气质量、饮水质量、食品供应、交通、犯罪、教育、卫生服务、死因顺位、发病率顺位、患病率顺位、疾病经济负担顺位、孕产妇死亡率、期望寿命等属于客观状态，对社会服务、个人生活质量、健康状况等的满意程度等属于主观感受。

（2）社会环境：收集社会环境信息资料的主要目的，首先是帮助确定影响生活质量的健康问题；其次是帮助分析健康问题和健康相关行为问题发生发展的原因；再次是了解社区可供健康教育项目利用的资源情况；最后是为设计健康教育干预方案时考虑策略和措施提供基本信息。社会环境包括经济、文化、服务、政治和资源等多方面。

收集社会环境资料的方法，对客观指标的数据也主要通过查阅统计资料和回顾文献、专家咨询等方式获取；对主观指标或没有统计资料的指标主要通过现场调查或访谈、座谈会、小组讨论等定量、半定量和定性方法获取。

2. 流行病学诊断

流行病学诊断的主要任务是确定哪些疾病或健康问题对社区或对象人群生活质量有较大的不利影响以及这些疾病或健康问题的分布特征及原因推断。流行病学诊断要描述人群的躯体健康问题、心理健康问题、社会健康问题，通常用疾病发生率、分布、频率、受累人群、健康问题的社会经济后果等表示，国外学者提出具有综合性的"SD"指标：死亡率、发病率、伤残率、不适和不满意，通过对健康问题以上方面的分析，以确定健康问题的相对重要性。

3. 行为与环境诊断

在流行病学诊断的基础上，进行行为与环境诊断。行为危险因素是导致目标健康问题发生和恶化的行为与生活方式，行为诊断分3步。

(1)区分引起健康问题的行为与非行为因素，如心血管病的危险因素有吸烟、过量饮酒、年龄、超重与肥胖、久坐、高脂饮食、性别、家族史等，其中吸烟、过量饮酒、久坐、高脂饮食为行为因素，年龄、性别、家族史等属于非行为因素。

(2)区分重要行为与不重要行为。行为重要性的区分原则，一是有充分科学研究证明行为与健康问题关系密切；二是经常发生的行为。

(3)区别高可变行为与低可变行为。高可变行为指正处在发展时期或刚刚形成；仅表面上与传统文化或生活方式有关和在其他计划中有成功先例。低可变行为则刚好相反。将行为进行重要性和可变性区别后，就可以选择干预的行为了。

4. 教育与生态诊断

教育与生念诊断的目的和任务是在明确了健康问题的行为因素后，对导致该行为发生发展的因素进行调查和分析，从而为制定健康教育干预策略提供基本依据。能够影响行为发生发展的因素很多，将这些因素分为倾向因素、强化因素和促成因素三类。

(1)倾向因素。倾向因素是目标行为发生发展的主要内在基础，包括个人的知识、态度、信念、自我效能认识以及行为动机和意向。可把倾向因素看作"个人"的偏爱，在健康教育过程中可能出现在一个人或一组人身上。这种偏爱不是趋向于有利健康的行为就是趋向于不利健康的行为。

(2)促成因素。指使行为动机和意愿得以实现的因素，即实现或形成某行为所必需的技能、资源和社会条件。正如提倡人们喝安全卫生饮用水，就得提供水源及保持饮水清洁的技能。这些资源也包括医疗卫生服务、有关信息和促使健康相关行为变化所需的新技术以及行政部门的支持、立法等，还包括一些影响行为实现的物理条件，如交通运输等。由此，对促成因素的确认包含环境因素评估。

(3)强化因素。是那些在行为发生之后提供持续的回报或为行为的维持和重复提供的激励。包括父母、同伴、保健人员和领导的赞扬劝告等社会支持、影响，也包括自己对行为后果的感受，如社会效益（如得到尊重）、生理效益（如通过体育锻炼后感到舒展有力、经治疗后痛苦缓解）、经济效益（如得到经济奖励或节约开支）、心理收益（如感到充实愉快）等。

5. 管理与政策诊断

管理诊断的核心内容是组织评估和资源评估。组织评估包括组织内分析和组织间分析。如有无教育机构、该机构有无实践经验和组织能力、现有资源状况如何等为组织内分析，本地区其他组织机构参与健康干预的意愿和现况、社区群众参与的意愿和现况、社区是否有志愿者队伍、政府行政部门的重视程度和资源投入状况等为组织间分析。

政策诊断的主要内容是了解社区现有政策状况，如有无与项目计划目标相一致的支持性政策，该支持是否完善等。

（二）确定优先项目

通过健康教育诊断，往往发现社区目标人群的健康需求是多方面、多层次的，健康教育项目只能选择其中一个作为优先项目，以求用最少的投入获取最佳效益。优先项目要能真实地反映社区最重要、目标人群最关心、预期干预效果最好、所用人力和资金相对较少的健康问题。确立优先项目的基本原则有四个。

1. 重要性原则

重要性原则指选择涉及面广、发生频率高、对目标人群健康威胁严重，对社会经济发展、社区稳定影响较大，发病频率或致残致死率高、后果严重、群众最关心的健康问题。

2. 有效性原则

有效性原则指选择通过健康教育干预，能有效地促使其发生可预期的改变，干预措施简便具有可行性，易为目标人群所接受，有明确的客观评价指标的健康问题。通常可依据重要性和有效性原则，即依据问题对人群健康威胁的严重程度、危险因素的可干预性排序。

3. 可行性原则

可行性原则指健康教育的干预策略、措施和方法以及各种干预活动能否开展和实施。主要取决于目标社区背景及政策对疾病和健康问题干预的支持力度和有利条件，包括分析社区领导的支持，社会相关部门的配合，人力、物力、财力、技术资源等支持条件的配备等。

4. 成本—效益原则

按成本—效益估计排序，选择代价较小、成本效益较好，能用最低的成本达到最大的经济效益和社会效益的健康问题的健康教育项目。

（三）确定项目目标

优先项目确定后，接下来就需要确定计划项目的目的和目标。任何一项健康教育计划都必须有明确的目标和具体的指标，它是计划实施与效果评价的依据。

1. 总目标计划

总目标即计划目的，指在执行某项计划后预期达到的最终结果，具有宏观性、远期性，给计划提供一个总体上的努力方向。总体目标不要求达到可测量的效果，常用文字表述。如在青少年控烟健康教育项目中，总目标可以是"预防青少年吸烟，造就不吸烟的新一代"。

2. 具体目标

计划的具体目标是为实现总目标设计的具体的、量化的结果指标，用以解释和说明总目标的具体内涵。

（1）具体目标的作用：健康干预计划的具体目标需要包含具体的、量化的、可测量的指标，应该能够回答以下问题：who－对谁？ what－实现什么变化？ when－多长限期内实现这种变化？ where－在什么范围内实现这种变化？ how much－变化程度多大？

（2）具体目标的分类：具体目标一般可分为教育目标、行为目标和健康目标。教育目标是为实现行为的转变而开展的，健康教育计划应考虑到目标人群达到行为转变所必需的知识、信念、态度和技能等；行为目标是该计划执行一定时间后有关行为的转化率；而健康目标指在执行期内产生的健康效应。如某社区经过健康教育诊断后，确定心脑血管疾病是影响社区居民生活质量的主要健康问题，其具体目标如下。

①教育目标：项目执行 3 年后，使项目地区 90％的成年人了解正常的血压水平和血脂水平；使项目地区 85％的成年人掌握测量血压的技术。

②行为目标：项目执行 3 年后，使项目地区 80％的成年人能做到每年测量一次血压；使项目地区 90％的高血压患者能遵从医嘱服药。

③健康目标：项目执行 3 年后，使项目地区成人高血压患者的血压控制率达到 85％。

（四）制定干预策略

健康教育的目的在于帮助人们掌握卫生保健知识，树立健康观念，形成有利于健康的行为和生活方式，健康干预策略既包括对目标人群进行干预的战略思想，也包括具体的措施和活动。

1. 确定健康干预策略

健康干预策略包括信息交流、技能发展、社会行动等，应充分发挥每一干预策略活动的优势以取得最佳干预效果。

（1）信息交流是向目标人群提供信息，不仅能帮助其了解卫生保健知识，也是帮助其树立健康观念、采纳促进健康行为的基础。信息交流的方法和活动很多，大体可分为 3 类：人际交流、大众传播及其他媒介传播。

①人际交流。人际交流是人与人之间直接的信息交流，具有沟通深入、针对性强、反馈及时的特点，对目标人群的态度、信念影响深刻，是最常用的信息交流方式。

②大众传播。大众传播是职业性传播机构通过大众传播媒介向相对众多的人传递信息的过程，具有高效、快捷的特点，常用于提供普及性信息，引导公众对健康相关问题的关注，实现社会动员。

③其他媒介传播。在健康干预中还常用其他传播媒介，包括挂历、小册子、小折页、传单、宣传栏、健康教育处方等。

(2)技能发展就是在人们掌握必要健康知识和信息的基础上，帮助其形成和发展采纳促进健康行为的能力，常用于目标人群技能发展的方法有小组讨论、案例分析及技能培训，如请医务人员或有经验的人向孕妇示范进行母乳喂养时如何抱孩子，把动作分解演示给年轻妈妈就是技能培训。

(3)社会行动策略常通过社会活动形成声势，引发关注，营造社会氛围，不但注重活动效果，更加关注活动的影响力和新闻效果，如通过报纸、杂志刊登竞赛试题，通过电视直播竞赛等，寓教于乐，形式活泼，能广泛发动社会大众的关注和参与；咨询和义诊是卫生部门较多采用的一种服务社会、对民众开展健康教育的形式。

2. 确定健康干预框架

将健康干预策略与目标人群、目标行为、行为影响因素及干预场所相结合，综合考虑形成的健康干预大体方案即为健康干预框架。

(1)确定目标人群。目标人群是指健康项目计划干预的对象或特定群体。根据目标人群和行为的关系可分为以下三类。

一级目标人群：实施健康干预项目所建议的采纳健康行为的人群，如大学生控烟项目中，大学生为一级目标人群；预防婴幼儿感染性腹泻项目中，一级目标人群则为婴幼儿的母亲或实际监护人。还可根据生理状况、危害健康行为的程度将一级目标人群分为高危人群、重点人群和一般人群。

二级目标人群：对一级目标人群有重要影响的人。如卫生保健人员、亲属、朋友、有关行政领导等。

三级目标人群：对该项目成功实施有重要影响的人，如行政决策者、经济资助者等。

(2)确定干预内容。干预内容即进行健康教育的内容及所倡导的行为。如对致病性禽流感的干预内容包括保持洗手、开窗通风、咳嗽和打喷嚏时遮掩口部等个人卫生习惯；一旦出现发热、头痛、咳嗽、全身不适时，戴上口罩并及时到指定的医院就医，并切记要告诉医生发病前有无外出旅游或与禽类接触史；应在医生指导下正规治疗和用药。

(3)确定干预场所。健康干预场所指针对项目目标人群开展健康干预活动的主要场所。

以下 5 类场所可并用，亦可选择单独使用。

第一类教育机构：包括幼儿园、小学、中学（包括职业学校）、大学等各级各类从事教育的场所。

第二类卫生机构：包括卫生保健机构、医院、诊所、康复机构等。

第三类工作场所：包括工厂、车间、办公室等。

第四类公共场所：包括街道、商场、车站、机场、港口等。

第五类社区、居民家庭。

（4）确定干预方法。在健康干预计划制订中，具体干预方法有教育策略、社会策略、环境策略和资源策略。

①教育策略。由于健康干预计划目标不同、目标人群具有各种不同社会特征和生理心理特征，加之健康干预内容广泛、场所各异，教育策略具有多样性，通常将其分为信息交流类、技能培训类和组织方法类。如针对目标人群的教育策略有：大众传媒，广播、电视、网络、报纸；传播材料，小折页、标语、墙报；讲座、培训；医务人员入户指导；社区活动，义诊、义务大扫除、咨询；同伴教育等。

②社会策略。即政策、法规、制度、规定等，健康政策的支持和配合对于健康干预项目的顺利开展至关重要，要充分挖掘并利用，如请领导参加健康教育会议、活动、现场考察，向有关部门提交健康教育报告或专题汇报等。

③环境策略。即改善有关社会文化环境和物理环境的各种策略手段，包括社区身体锻炼设施，增加社区卫生服务等。

④资源策略。即动员、筹集、分配、利用社区中各种有形和无形资源的途径、方法。加强动员多部门的合作。

（五）制订计划实施和评价方案

科学合理地安排健康干预项目的活动日程、准备教育材料、进行人员的组织培训是保证计划顺利实施的重要条件，制订干预活动日程表，包括干预策略设计各阶段、各项干预活动的内容、实施地点、方法、所需材料和日程表等。

监测与评价贯穿于项目的全过程，是控制项目进展状态、保证实现项目目标的质量控制措施，评价方案应对监测指标、测量方法与工具、监测时间与执行人员，包括监测人、评价人和负责人。

第二节　健康干预计划应用

一、基于群体的健康干预计划书

基于群体的健康干预计划书应包括以下六个部分。

1. 背景

在背景部分，要提出开展项目的必要性和项目的价值与意义。首先，以群体存在健康问题展开陈述，说明健康问题对于该群体的严重性。例如，为某小学学生制订健康干预计划书，体检显示超重学生、近视学生的人数占学生总数的比例。通过体能测试结果，显示各项体能不达标学生人数占总数的比例。核算学期内学生因病请假的天数。通过这些数据，学校的管理部门可以看到目前学生存在哪些健康问题，这些问题的严重程度，通过这些数据促使学校管理部门积极开展健康干预活动，说明这些问题给学生的成长发育带来的严重后果，以及开展健康干预活动的必要性。

其次，说明健康干预活动对于解决目前存在的健康问题的作用。例如，对于已实施过的干预计划，说明取得哪些成效，学生有什么改善，再进一步说明开展健康干预的意义。

2. 目标

确定健康干预项目总目标。根据总目标，再设计具体目标。例如，某软件开发企业，员工总数 300 余人，年龄构成 20～45 岁，存在的不良生活方式很多，包括久坐、缺乏运动、饮食结构不合理、加班、晚睡，这些行为习惯导致了超重、高脂血症、颈椎病、腰椎间盘突出症以及快节奏的工作环境引发的心理压力等。此外，该企业对员工的待遇较好，有带薪休假制度，每年组织集体娱乐活动。该企业希望通过好的待遇吸引优秀人才，也希望通过企业文化增加员工凝聚力。

结合该企业背景，制订的健康干预目标可以是：①在规定时间内减少高脂血症、超重人数占总人数的比例；②在规定时间内增加运动锻炼人数及比例；③在规定时间内增加合理膳食人数和比例。

3. 干预策略与活动

制定策略和活动，主要依据企业特点和企业资源而定，如员工年龄、企业文化、工作场所特点等，使干预策略和活动在企业中具有可行性、符合企业文化、能够吸引员工广泛参与。与此同时，在设计策略与活动时要为企业的长效发展做思考，帮助企业建立和完善有益于健康的规章制度，并将健康的理念融入企业文化，让员工感受到企业对员工的关心。除此之外,活动的频率不宜过高,不能影响正常工作的开展。

为此,在设计干预策略和活动前,应该了解企业愿意接受哪些干预活动,以及能够承担的预算费用。结合上述案例,我们可以考虑的干预策略和活动包括以下几方面:

(1)制定工间操制度。每天 13:00—13:20 为工间操时间,各科室员工在室内或走廊做两次第九套广播体操;每月累计 6 次未参加者,公布名单。

(2)丰富工会活动。每周三 12:30—13:00,提供乒乓球活动角、瑜伽活动角,鼓励职工积极参加。

(3)制订健康食谱。由健康管理机构定期制订早餐、午餐食谱。由管理部门与供餐的餐厅协商,按照食谱提供早餐、午餐。

(4)鼓励员工增加步行运动。在电梯旁张贴鼓励走楼梯的健康贴士,建议员工多走楼梯。在签到打卡处张贴鼓励乘坐公共交通或步行上下班的忠告。

(5)定期举办健康宣教活动。每月最后一周的周五下午,下班前 1h 为"健康 60min"时间,用于宣传健康知识、教授健康技能、举办健康讲座、分享健康心得、介绍健康经验等活动。

(6)提供心理咨询服务。与心理咨询机构合作,一方面,每年进行一次为期 2~3 天的团体心理咨询,以小组讨论、集体游戏等方式解决员工共同存在的心理问题,增进员工之间的沟通能力、人际交往的能力和团队协作的能力。另一方面,可以提供给员工个体心理咨询服务。

(7)每年体检。连续 3 年血脂、血压、体重正常者,在原有带薪休假的基础上,增加一周作为奖励。

4. 监测与评价

(1)各部门制定工间操签到制度,记录出操情况,每月上报工会,由健康管理机构进行统计。

(2)制定"健康 60min"活动签到表,由健康管理机构进行统计。

(3)每年体检时,完成健康知识与行为调查问卷,并同时进行健康查体。由健康管理机构统计。

(4)健康管理机构每年向企业提交健康报告。

5. 进度

在计划实施的时间内,制定具体目标实施次数、频度。

6. 预算

预算应该是首先计算各项活动的费用,其次合计健康干预项目的总费用。上述案例中,可能的经费包括如下各项:

(1)支付健康管理机构费用。

①健康干预方案设计费:每年一次性费用。

②健康食谱设计费：每次设计费用×周数。

③讲座专家费用：每次讲座讲课费×讲座次数。

④体检费用：每人体检费×人数。

⑤健康问卷设计费：每年一次性费用。

⑥健康问卷及体检资料分析与报告撰写费用：每年一次性费用。

(2)支付心理咨询费用。团体心理咨询：每年一次费用。

(3)企业组织活动费用。

①健康宣教活动布置会场、准备茶点等需要的花费×次数。

②制作健康贴士费用×更换次数。

二、基于个体的健康干预设计

基于个体的健康干预计划，指的是由健康管理机构、医务工作者为一个服务对象针对性地开展健康干预计划而设计，其特点是个性化非常强，要求结合个体特点，尽可能符合个体要求。一个完整的个体健康干预计划通常包括以下几方面：

1. 个体健康评估

(1)个体的个人、家庭情况。

①个人情况：姓名、性别、年龄、民族、婚姻状况、职业、常住地址、收入、医疗费用支付方式等。

②家庭情况：家庭成员组成、居住条件、经济条件等。

(2)个人疾病史与家族史。

①个人病史：传染病史、预防接种史、手术外伤史、食物及药物过敏史、嗜烟史、嗜酒史、月经史、精神病史、遗传病史、既往疾病史。

②家族病史：家族成员，特别是双亲的既往疾病史、传染病史、遗传病史、精神病史。

(3)行为生活方式。

①吸烟情况：开始吸烟年龄、吸烟量等。

②饮酒情况：饮酒频次、酒量、种类等。

③饮食情况：饮食是否规律、饮食习惯、是否嗜食油腻、口味偏好、每日饮水量等。

④运动情况：运动频次、运动种类、运动时间、运动方式等。

⑤职业暴露情况：职业暴露环境、存在有毒(有害)物质种类、从业年限、防护情况、本人使用防护设施情况等。

(4)心理情况。通过问卷调查、面谈询问、心理测量的方法，确定个体人格特征、心理状况。

(5)体检结果。

①一般状况：心率、血压、体温、呼吸频率、身高、体重、营养情况、腹部外形。

②理化检查：血尿常规、肝功、肾功、血脂、血糖。

通过以上评估过程，可以获得一个较为全面的健康信息，这些信息为进一步制订健康干预计划奠定基础。

案例

某男，39岁，回族，已婚，硕士研究生文化，某医疗事业单位管理干部，月收入7000元。妻子为某科研单位研究员，儿子就读小学。家庭经济条件较好，居住条件较好，位置在城市中心地区，距离单位步行30min路程。本人既往健康，无传染病、精神病病史，无过敏史，母亲身体健康，父亲患有高血压10年，慢性支气管炎15年。家庭成员皆参投医疗保险。该男性吸烟10年，每天吸烟1包，不饮酒，偏爱肉食，不爱吃蔬菜、水果，三餐进食时间较为规律。偏爱碳酸饮料，每日平均饮用600mL。每周运动量较少，平时开车上下班。办公条件好。该男士事业处于上升阶段，人际关系良好、心态豁达、性格开朗。体检结果显示：身高172cm，体重85kg，心率73次/min，营养状况良好。总胆固醇6.93mmol/L，三酰甘油（甘油三酯）3.59mmol/L，空腹血糖5.2mmol/L，B超显示有轻度脂肪肝、X光胸片显示肺纹理增强，其他常规检查项目未见异常。本人认识到已经存在的健康问题，愿意改变现状。

将该男士的资料进行整理分析，可以确定存在的健康问题有哪些？存在什么样的潜在健康风险？不良的生活行为方式有哪些？

通过分析，目前该男士主要存在的健康问题为超重、高脂血症、脂肪肝。不良的行为生活方式包括吸烟、偏好肉食、食谱搭配不合理、缺乏运动。由于不良的生活行为以及高血压的家族病史，未来健康风险主要为高血压、心脑血管疾病。

2. 确定健康干预目标

根据上述分析，以24个月为健康干预活动实施的周期，确定该男士的健康干预目标如下：

(1)控制体重，该男士目前的BMI为28.7。24个月以内，将BMI控制在25以内。

(2)降低血脂。

(3)消除脂肪肝。

(4)减少吸烟量，最好的预期目标为戒烟：12个月内，减少到每天吸烟半包，24个月内争取戒烟。

(5)形成均衡、合理的饮食习惯。

(6)建立良好的运动习惯。

3. 健康干预指导

从建立合理的膳食、运动习惯，减少吸烟量几个方面入手。

(1)合理膳食。由于该男士为回族，受到民族及家庭饮食习惯影响，偏爱肉食。通过健康教育，建立合理膳食的观念。

①高脂血症的合理膳食结构，应遵循"四低一高"，即低热量、低脂肪、低胆固醇、低糖、高纤维膳食的原则。同时严格控制热量的摄入，每天的热量摄入应控制在294cal/kg体重内，尽量不吃或少吃动物内脏。减少碳酸饮料的摄入，饮用白开水，饮水应少量多次，切莫感到口渴时再喝水。

②指导个体建立合理的膳食结构，做到搭配合理、营养丰富。每餐合理搭配蔬菜，每天合理食用水果。

③确定个人每日的膳食摄入量，提供膳食记录表，记录每天的膳食情况至少3周。

(2)增加运动。

①增加步行机会，工作日徒步上下班，节假日出行尽量放弃电梯，走楼梯。饭后休息30min后，徒步运动15～20min。

②每周至少与同事或朋友打篮球或打台球1h。

③参加社区或健身中心的训练活动，每周至少保证1h健身运动。发放记录表，要求个体记录每天的运动情况至少3周。

(3)减少吸烟量。

①对个体进行吸烟有害健康的宣教，让其充分认识到吸烟的危害性。在家庭和办公场所贴上禁止吸烟的小贴士，以减少吸烟次数。

②必要时寻求医疗机构帮助，减轻戒断症状。

③参加社区或医疗机构的戒烟小组，形成社会环境支持。

④发放记录表，记录每天的吸烟情况至少3周。

4. 随访与评估

人们固有的行为模式改变需要不断改变认识、修正行为方式，在旧模式到新模式转换过程中，需要持续的信息、技术以及心理支持。所以在健康干预活动中，要始终保持对个体观测，及时对错误或偏差的行为进行修正指导，或针对个体存在的困难调整干预活动。

在行为模式改变的初始阶段，个人面临的困难较为严峻，所以早期随访应该更加频密，每周进行一次随访。通过一段时间的努力，干预活动取得了预期的效果，能够较好地按照行为指导去做，则可以减少随访密度，延至每月随访一次，持续6个月左右，以后可以每三个月随访一次。

针对以上案例，需要进行的随访与评估如下。

(1)干预开始的一个月内，每周一次查看膳食、运动、戒烟记录，称体重，评估服务对象膳食、运动改善情况，计算BMI数值；然后根据评估结果给予服务对象进一步的建

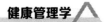

议，必要时对膳食、运动干预措施进行适当调整。

（2）接下来每两周随访一次，连续 4 次。在这个阶段，是个体行为习惯初步形成阶段，很容易受个人心理因素、外在环境影响。所以要给个体营造良好的生活环境和家庭环境，有利于其良好行为的塑造，除此之外，要给予个体心理上的充分支持。

（3）在干预计划执行顺利的情况下，可以每月随访一次，观测干预目标的完成情况。针对个人在执行过程中遇到的问题，给予心理与技术支持。

（4）24 个月后，对比前后两次体检结果，看计划目标的执行情况。随访的形式可以包括家访、门诊随访、调查问卷及信访、电话或电子邮件随访等。这些形式可根据医务人员自己和服务对象的情况单独或联合选择适合的随访种类。

第三节　健康干预计划实施

健康干预计划的实施是实现健康项目目标的途径，是按照健康干预计划所规定的方法和步骤组织的具体活动，是健康干预工作的重点和关键。健康教育干预的基本步骤如下。

一、制定实施的工作时间表

1. 时间表的意义

干预实施时间表是各项干预群和措施在时间和空间上的整合，各项干预活动的实施工作应以时间表为指引，逐步实现阶段目标和总体目标。时间表也是一个对照表，用来对照检查各项工作的进展速度和完成数量，科学的时间进度表是整个计划执行的核心，是进行项目过程评估的主要依据，也是实现目标管理的体现，故为按时、有效地完成各阶段的干预工作，干预执行小组应首先制定出一个科学的时间进度表。

2. 时间表的制定与内容

健康教育干预时间表的制定是以时间为引线，整合、排列出各项干预活动的内容、工作日数量、工作目标与监测指标、工作地点、经费预算、分项目负责人、特殊需求等内容的一个综合的计划执行表。时间表的制定主要考虑干预活动内容、工作目标、负责人、所需设备物品和特殊要求等。

二、健康干预实施的质量控制

（一）质量控制的概念

干预过程的质量控制是与健康教育干预实施相伴而行的监督与技术保障，是了解干预计划实施的运行过程和结果、及时发现和妥善解决实施工作中存在的问题，保证健康教育干预过程顺利进行和取得计划预期效果的重要环节。

（二）质量控制的内容

1. 工作进度监测

干预活动是否按时间进度表进行是反映项目质量的一个方面，符合质量要求的干预项目应该能严格执行进度表上的进程，以保障按时完成干预活动及整个项目。如有特殊情况需要调整干预活动的时间安排，应与项目管理者沟通，做出统一部署，以免对其他干预活动或整个进程造成不良影响。

2. 活动质量监测

各项干预活动都有特定的质量要求，如发放的健康教育手册覆盖目标人群的 90％、组织 3 期讲座，使 80％的社区老年人参与等。可见，对干预活动的质量监测注重各项干预活动是否按照计划的活动内容执行，并达到了预期的数量，覆盖了预期的人口，可以用数量、干预活动暴露率、媒体覆盖率、有效指数等指标表示。如发现干预活动质量不能达到技术要求，并影响项目目标实现时，应考虑干预活动的重复进行和调整。

3. 项目工作人员能力监测

项目工作人员的能力会直接影响项目工作的顺利开展和干预活动的进行，主要考察其是否按计划接受了培训、培训后知识和技术的运用情况、是否有新问题出现、是否有必要进行再次培训等。

4. 阶段性效果监测

在干预活动进行到一定时期，对产出进行阶段性评价，有助于总结经验，及时纠正偏差，确保项目目标的最终实现。通常在阶段性效果评估会对以下内容进行考核：目标人群卫生保健知识、态度、情感、健康相关行为等。

5. 经费使用监测

经费使用监测包括：审计活动的实际开支与预算的符合程度，分析经费开支与预算之间出现差距的原因。在预算合理的情况下，经费使用也是反映干预活动质量的一个重要指标，当支出明显低于进度要求时，可能是干预活动没有按时或按质量要求进行。若支出大大超出进度，可能是没有预计到的新问题出现，则需要调整活动。

（三）质量控制的方法

1. 记录与报告

记录内容应包括干预活动时间、地点、参与者、内容、现场实施情况等，如记录参加培训班的人数、培训时间、培训内容、培训现场情况、工作人员情况。

2. 定期召集例会

例会制度也是质量控制中常用的方法，多与记录、报告结合召集例会，各部门汇报项目进展及质量，管理者提出阶段目标和要求，可以使各级项目实施人员、管理人员面对面交流沟通，集中研究、解决新问题，提高工作效率。

3. 现场督导

是指项目管理者、实施人员等进入干预现场，现场监督干预活动的组织者是否按质按量标准实施干预活动，发现其中的偏误，进行当面指导或从中获取直接的资料评估干预质量，可以有效保障干预活动质量，提高工作效率。

4. 审计

审计主要用于项目干预中从财务方面进行的质量控制，通过审计，发现各项活动的经费是否有效使用，是否存在不合理财政支出，从财务方面反映干预实施质量发现问题，为进一步的决策提供依据。

5. 专项调查

专项调查是为特定目的而进行的资料收集和调查研究。在健康教育干预质量控制中，通过专项调查可以收集各类反映干预质量的资料，如干预活动数量、受益人数、工作人员能力、阶段性效果等。

三、组织机构建设

健康教育是一项有组织的社区健康促进活动，其干预计划的实施需要多部门的合作，做好各组织间的协调与合作是计划顺利实施的重要组织措施之一。实施任何健康教育计划时，建立领导工作的领导机构和具体承担实施任务的执行机构以及确立有关的协作单位都是首要任务。

1. 领导机构

一个办事效力高、具有影响力和决策能力的领导机构是顺利实施健康教育计划的基础。领导机构（如社区健康教育领导小组）应包括与该计划实施直接相关的部门领导和主持实施工作的业务负责人。领导机构成员应了解和熟悉计划目的、内容，计划的执行要有决心、有信心，并提供政策支持。

2. 执行机构

执行机构的职责是具体负责落实和执行健康教育计划，分解项目计划中的每项活动，开展干预活动，将健康教育计划的意图付诸实施，实现社区健康干预计划目标。一般执行机构往往设置在某一相关业务部门内，如健康教育所、妇幼保健所等疾病预防部门，其成员大多以两个部门为主体，吸收相关部门的专业人员参加。通常执行机构的确定或组成取决于健康教育计划项目申请单位和经费的来源。

3. 协作单位

健康教育干预活动的实施是一项社会工程，需要社区多个部门的协调与合作。建立社会多部门联合的组织网络是进行健康教育干预的基础，通过协作单位组织网络建设可以把社会有关组织、机构、团体联合起来参与到健康教育计划中，协调行动并提供支持。协调社会有关部门的关系并建立起多部门联合的组织网络是健康教育干预活动成功的保证和重要标志。

四、实施人员培训

对项目实施人员进行培训，可以加强健康教育人员的能力建设，全面提升健康教育工作的质量，可以推进项目的成功建立并维持一支有能力、高效率的工作队伍。

（一）干预人员培训的原则

1. 目的明确

项目人员培训班应目标明确，主题突出，充分体现项目的目的和学员特点。一个培训班应围绕一个专题，内容精练，方法灵活，学以致用，力求在较短的时间内达到教会的培训效果。

2. 按需施教、学用结合

培训应根据项目的要求，学员的知识结构、职业经历，在项目中的工作需要等方面确定学员应掌握的知识和技能。培训过程要注重理论和实际相结合，学习与工作任务相结合，培训的重点应围绕项目工作中的实际问题，提高应用健康教育理论和方法解决实际问题的能力。

3. 强调参与

培训方法要根据项目要求和学员的具体特点来选定，强调参与式培训方法，调动学员学习的主观能动性。健康教育干预项目人员培训属成人培训，应是教师和学员共同完成的教学活动。在培训中，"教"的目的在于促进学习，教的方法在于最大限度地引导和帮助学员学习。

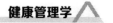

4. 灵活应变

培训者应具有灵活的应变能力，善于采用不同的教学手段，创造良好的教学气氛。在培训过程中要不断地收集各种反馈信息和意见，灵活掌握培训计划的某些环节，随时注意解决培训中遇到的新情况、新问题，及时调整培训活动，以更好地满足培训需求，达到预期的培训目的。

（二）干预人员培训内容

通常干预的骨干人员分两类，即项目管理人员和干预技术人员，他们在项目中扮演不同的角色。

1. 健康教育项目管理人员的培训内容

健康教育项目管理人员的培训内容包括项目计划、质馈控制、人员管理、财务与设备管理及项目评价与总结。

2. 健康教育项目干预技术人员培训内容

健康教育项目干预技术人员培训内容包括项目相关专业知识、传播材料制作、人际交流技巧、人员培训方法及健康干预方法。

（三）培训计划方法及评价

1. 培训方法的选择

健康教育项目的培训是为了完成特定任务、针对有工作经验的成年人进行的教学工作。因此采用的培训方法与通常的学校教育有明显不同，以参与式教学方法为主。常用参与式教学方法包括：

（1）头脑风暴：教师在没有给学员任何准备的情况下提出问题，要求学员立刻做出反应，促使学员产生快速思考，像大脑中掠过"风暴"一样，有助于学员集中注意力。

（2）角色扮演：由数个学员在课堂上表演一个与培训内容有关的情节，角色的语言可以事先设计，也可以根据内容即兴发挥。通过角色扮演，教师和学员可以观察扮演者对内容的理解。在表演结束后组织讨论，帮助大家更准确深入地理解培训内容。

（3）小组讨论：把学员分成6~8人一组，给每个小组分1个题目（或者是讨论同一个题目），指定一个组长。要求小组长主持小组成员针对题目开展讨论，并综合小组意见，在讨论结束后分别向全班介绍讨论结果。这种方法有利于促进学员人人参与，有利于学员交流经验和教学互长。

（4）案例分析：教师提供或由学员收集1个实际例子，分析其决策、发生、发展的过程，从中发现问题，寻求适宜的解决问题的办法。这种方法可以提高学员的主动性和分析能力，也有利于交流。

2. 培训工作的评价

评价是培训工作中重要的环节，旨在评价和检验培训效果。培训评价主要包括培训效果评价、培训教学评价和培训组织评价。

五、设施设备与材料

健康教育传播材料是健康教育干预实施的物质基础。在健康教育干预中如何选用合适的传播材料、选择有效的传播渠道是一项关键性的工作。

（一）健康传播材料的发放

在健康传播材料的发放中最重要的问题是传播渠道的选择，只有选择正确的传播渠道才能保证传播材料的可得性和可接受性，防止信息的失真，同时要避免制而不发、装而不用和不分对象乱发的浪费现象。一般应做好：

（1）发放人员培训。使其了解这些传播材料的内容、发放及使用方法、注意事项、意义及作用以及适用的目标人群等。

（2）有计划地发放传播材料。传播材料的发放应有准备、有计划地进行，并认真监督材料的发放与使用情况，以保证其使用效果，并为传播材料的进一步修改完善提供反馈信息。

（3）做好保管和再利用，最大限度发挥传播材料的作用。

（二）健康传播材料的使用

在健康教育活动中适当地使用健康教育材料，可以起到吸引目标人群的注意，提高健康教育目标人群对传播知识的理解和记忆的作用。根据对象不同健康教育材料可面向个体、群体和大众。

1. 面向个体的材料

发放给个人或家庭中使用的健康教育材料有健康教育处方、图片、折页、小册子等，发放者应对材料的使用方法给予具体指导。例如：提示材料中的重点内容，引导目标人群加强学习和记忆；讲解具体的使用或操作方法，使目标人群能够遵照有关步骤自行操作。

2. 面向群体的材料

在组织健康教育培训、专题讲座或小组讨论时，常需用挂图、幻灯、投影片、模型等辅助性材料，在使用这些材料讲解时应避免挡住部分与会者的视线，边讲解边指示，要让他们看得清，要留出时间让大家提问。

3. 面向大众的材料

在公共场所或单位张贴的宣传画、卫生报刊、布置的宣传栏等属于此类。使用时应选

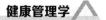

择目标人群经常通过易于驻足观看的地方；挂贴的高度应方便观看，要定期更换，注意维护和保管。

第四节　健康管理效果评价

一、健康管理评价概述

关于评价的概念，涉及的学科及领域十分广泛，不同学者从不同角度和学科领域进行了相应的界定，虽然其表述方式和内容有一定的差异，但普遍都认为，所谓评价就是判断个体特性价值的过程，即对照一定的标准判断个性特征，这是通过测量或评估获得的。测量是指根据一定的规则对事物进行量的测定。评估相当于测量，除了可用于对事物进行量的测定外，还可以用于评定事物非量化的价值。

（一）健康管理评价的目的及意义

健康管理评价是指通过一定的测量标准或评估措施，判断健康管理价值的过程。其目的是确定健康管理项目的价值，为健康管理项目的进一步实施提供决策依据。

1. 目的

（1）确定健康管理计划的先进性与合理性。

（2）确定计划的执行情况，包括干预活动的数量与质量，以确定干预活动是否适合目标人群，各项活动是否按计划进行以及资源利用情况。

（3）确定健康管理计划是否达到预期目标，其可持续性如何。

（4）项目的产出是否有混杂因素的影响，影响程度如何。

（5）向公众和投资者说明项目结果，扩大项目影响，改善公共关系，以取得目标人群、社区、投资者更广泛的支持与合作。

（6）总结健康管理项目的成功经验与不足之处，提出进一步的项目方向。

2. 意义

（1）评价是健康管理计划取得成功的必要保障。在制订健康管理计划的过程中，需要评估目标人群的健康状况、健康管理需求及资源情况，以确定适宜的干预内容和方法；在计划执行阶段，及时评价项目执行情况可以保证计划执行的质量和进度。这些都是健康管理计划取得成功必不可少的。

（2）评价可以科学地说明健康管理计划的价值。健康管理旨在通过有针对性的干预措施改变人们的健康相关行为，进而改善人群健康状况。然而，在项目实施的过程中，除干预因素外，人群的健康相关行为乃至健康状况还可能受到多种因素的影响。只有通过评价，才能科学地说明健康管理项目对健康相关行为及健康状况的影响，明确项目的贡献与价值。

(3)评价是一种改善计划。计划是健康管理项目实施过程中的行动纲领，但通过评价可以及时修正完善计划，它是为决策者提供决策依据的管理工具，可以为决策者提供对项目进行科学管理的依据。为此，需要通过及时的评价来修正和完善计划，使之更适合目标人群的特点和需要。

(4)评价结果可以科学地向公众反映干预效果，以扩大项目影响，争取更广泛的支持。

(5)评价可以提高健康管理专业人员的理论与实践水平。通过评价，可以更好地将理论与实践结合起来，并能在实践中丰富和发展理论，完善健康管理项目。

(二)健康管理评价的特性

健康管理评价不是一种主观随意性的认识活动，而是具有客观性的认识活动。一般来说，评价性的认识与知识性的认识一样，它们都是由人们指导实践改造客观世界的需要而产生的，都是为实践取得成功服务的。成功的实践既表明知识性的认识是正确的，同时也表明评价性的认识是正确的，表明评价正确地反映了客体对于主体的价值关系。需要指出的是，在现实生活中由于价值评价的主体是具体的，可以是个人、群体或特定范围内的人群，而这些不同的主体在需要或要求方面往往存在着差异或矛盾，这就决定了不同主体对同一个事物的价值评价也常常会产生差异甚至矛盾。对于任何价值评价的主体而言，其价值评价的结果只有与社会的要求或利益相一致，才是正确的价值评价。一般来说，健康管理评价具有以下四方面特性：

(1)全程性。评价是管理的重要组成部分，贯穿项目的始终。评价不仅仅关注项目的产出、成效，是否实现目标、达到预期效果，还关注项目计划的科学性、可行性和适宜性，以及项目实施的进度和质量，即在项目设计、实施和效果评价的全过程中都存在评价。

(2)比较性。评价的基本原理是比较。评价是一个不断进行比较的过程，包括人群的认知、技能、行为及健康现状与理想状态的比较，干预活动的实施情况与计划方案的比较，项目客观结果与预期目标的比较等。通过比较才能找出差异，进而分析原因、修正计划，完善执行，使项目取得更好效果。

(3)标准性。确定价值标准是评价的前提。在比较的过程中，必须确定评价的标准。通常而言，用于比较的标准既可以是公认的所谓"金标准"，如血压正常值、BMI标准等，也可以是项目投资者或管理者确定的"标准"，还可以将项目活动计划或预期目标作为标准，用于与实际情况进行比较。

（4）确定性。测量是评价的重要手段，准确的信息是评价成功的保障，因此通过测量获得的数据或信息是确定的。所谓测量，就是按一定的规则确定目标人群相关指标的水平的过程，在健康管理中经常需要对健康相关行为现状、健康指标等进行测量。设计科学合理的测量方法、选择或开发适宜的测量工具、对于测量者进行培训、在测量过程中遵守规范的操作程序，是最终得到准确测量信息的保障。测量方法可分为定量测量和定性测量。其中，定量测量包括问卷调查、生理生化指标测量等，也可以收集已有的资料、数据，通过对二手资料的分析得到测量结果；定性测量，多用于对政策、环境、社会文化等影响健康、影响行为因素的测量，可采用小组讨论、个别访谈、观察等方法进行定性测量。

（三）健康管理评价的种类

健康管理评价可以根据项目内容、指标和研究方法的不同分为三种基本类型：形成评价、过程评价和效果评价。

1. 形成评价

这是相对于传统的总结评价而言的。所谓健康管理形成评价是指在健康管理项目运行过程中，为使干预活动效果更好而修正其本身轨道所进行的评价。其主要目的是为了明确干预活动运行中存在的问题和改进的方向，及时修改或调整活动计划，以期获得更加理想的干预效果。

健康管理形成评价不单纯从评价者的需要出发，而更注重从健康管理目标人群的需要出发，重视健康干预的过程，重视目标人群在干预活动中的体验；重视项目实施者与项目目标人群之间的相互作用，强调评价中多种因素的交互作用，重视两者之间交流。形成评价应遵循科学性原则、导向性原则、多元化原则、激励性原则、情感性原则和可行性原则。例如，只有对健康管理政策、环境、资源，对目标人群健康风险，对健康管理需求等进行评价，才能制订出更具有科学性、合理性、可操作性的健康管理项目计划，从而确保整个项目实施达到预期效果。此外，在计划实施开始前，聘请相关专家及人员对项目计划的科学性、可行性进行咨询性评估，指出优劣和改进措施，也属于形成评价范畴。一般来说，形成评价的方法有文献、档案、资料的回顾及专家咨询、专题小组讨论、目标人群调查、现场观察、试点研究等。在形成评价中，也可采用多种技术为相关问题提供答案，以进行相应的内容评估。

2. 过程评价

过程评价的"过程"是相对于"结果"而言的，起始于健康管理项目实施开始之时，贯穿项目实施全过程的评价。过程评价不是只关注过程而不关注结果的评价，更不是单纯地观察健康管理项目实施过程中目标人群获得服务的表现，而是关注健康管理项目干预过程中目标人群健康管理干预发展的过程性结果，及时地对健康管理项目干预质量水平做出判断，肯定成绩，找出问题。

从健康管理项目实施标准所依据的参照系来看，过程评价属于个体内差异评价，即把每个评价对象个体的过去与现在进行比较，或者把个体的有关侧面相互进行比较，从而得到评价结论的一种健康管理评价类型。过程评价的功能主要在于及时地反映健康管理项目实施中的情况，促使健康管理者对健康干预的过程进行积极的反思和总结，其目的是通过对项目进度、质量等监测与控制，确保项目目标成功实现。而不是最终给健康管理计划下一个某个等级结论，更不是要区分与比较不同人群之间的干预差异。过程评价一般可以通过对项目干预活动和项目组织实施过程中相关情况的检测来获得项目实施的相关资料，以及时、准确地对健康管理项目干预质量水平做出判断，肯定成绩，找出问题。

3. 效果评价

综上所述，评价贯穿于整个健康管理项目的始终，无论是形成评价、过程评价还是效果评价，其对健康管理项目的顺利运行和干预目标的实现都具有重要意义，是健康管理项目取得成功的必要保障。通过形成评价，可以确定适宜的干预内容和方法，确保健康管理项目计划的先进性与合理性；通过过程评价，可以保证计划实施的质量和进度；通过效果评价，能够科学地说明健康管理项目对健康行为、健康风险及健康状况的影响，确定健康管理计划是否达到预期目标，其可持续性如何，明确项目的贡献与价值。同时，通过三种评价方式的综合运用，还可以清楚辨析项目进程中是否存在非条件因素及其对项目运行的影响程度；向公众和投资者说明项目结果，扩大项目影响，改善公共关系，以取得目标人群、社区、投资者更广泛的支持与合作；丰富健康管理人员的经验，总结健康管理项目的成功经验与不足，提高其健康管理理论与实践水平。

二、健康管理的效果评价

效果评价是指健康管理项目实施后，通过有效的数据，对干预产生的成效进行判断，科学说明健康管理项目是否达到预期目标，其可持续性如何，明确项目的贡献与价值的一种评价类型。所谓效果则是衡量计划、项目、服务机构经过干预活动所达到的预定目标和指标的实现程度。如降低发病率、死亡率、患病率，提高期望寿命、生活质量等。

效果评价的目的在于对项目计划的价值做出科学的判断。如某个项目的目标是减少某种传染病的发病率，则评价应通过年发病率与项目初期年发病率的比较来衡量效果。效果评价的内容分为近期、中期和远期效果评价，其中，中期效果评价又称为效应评价，远期效果评价又称为结局评价。

（一）健康管理效果评价内容与指标

健康管理的最终目的是改善人群健康状况、提高生活质量。其主要策略是通过提供健康管理，促使人们采纳预防保健行为以降低疾病发生风险，促使已经患病的人们遵从医嘱、规范用药、及时复诊，以控制疾病的发展和并发症的发生。但由于人们的健康状况是各种因素影响的结果，因此，健康管理的效果评价可以分为行为影响因素评价、行为生活方式评价、健康风险评价、健康状况评价、生活质量评价和社会经济评价。

1. 行为影响因素评价

健康行为研究表明，人们的健康生活方式的形成和发展会受到个体因素和环境因素的双重影响。个体因素主要包括人们的卫生保健知识、健康价值观、对健康相关行为的态度，对疾病易感性和严重性的信念，采纳促进健康行为的动机、行为意向，以及实现健康生活方式必需的技能，这是个体、群体采纳健康生活方式的基础，决定人们是否了解健康行为、是否有意愿采纳健康行为、是否有能力采纳健康行为。环境因素指的是促进或阻碍人们的健康行为形成和保持的因素，如物质资源、运动条件、他人影响等，会影响人们的健康行为意愿是否能够转变为现实。对于个人而言，要实现健康生活方式，既要有个人的意愿、动机，也需要外在的支持。例如要采纳均衡营养、合理膳食，不仅需要人们了解营养知识，还需要人们具备搭配、烹饪食物的技术，而市场供应低钠盐以及丰富的食物品种，则可以促进人们健康饮食习惯的形成，同时，如果单位食堂、餐馆能够提供低油、低盐饮食，也是对人们健康饮食意愿的极大支持。另外，人们采纳合理膳食的行为是否会得到与其关系密切的人的支持也是重要影响因素，如果同伴、家人给予理解和支持，则有助于人们健康生活行为的形成和巩固。

（1）从个体角度评价影响行为因素的常见指标有三个：

①健康知识知晓率 $= \dfrac{\text{知晓（正确回答）健康知识题目数}}{\text{健康知识题目总数}} \times 100\%$。

②健康行为技能水平：可以根据个体操作技能的表现进行评判。

③健康素养水平：健康素养指人们获取、理解、处理健康信息和服务，并利用这些信息和服务做出正确的判断和决定，促进自身健康的能力，包括与健康相关的阅读、计算、交流、获得信息、对获取的健康信息加以分析判断，以及将健康知识运用到日常事件和生活中的能力。在国外已经形成了较为稳定的健康素养测量工具，我国的测评工具正在研制开发过程中。运用专门的测量工具可以测量个体的健康素养水平。

（2）从人群角度评价影响行为因素的常见指标包括卫生知识均分、卫生知识合格率、卫生知识知晓率（正确率）、信念持有率，以及环境、服务、条件、公众舆论等方面的改变（如安全饮用水普及率）等。

①卫生知识均分 $= \dfrac{\text{受调查知识得分之和}}{\text{被调查者总和}} \times 100\%$。

②卫生知识合格率 $= \dfrac{\text{卫生知识达到合格标准人数}}{\text{被调查者总人数}} \times 100\%$。

③卫生知识知晓率（正确率）$= \dfrac{\text{知晓（正确回答）某卫生知识人数}}{\text{被调查者总人数}} \times 100\%$

④信念持有率＝$\dfrac{持有某信念的人数}{被调查者总人数}\times 100\%$。

⑤社区行动与影响：如社区参与程度、社区能力发展程度、社会规范和公众舆论。

⑥健康政策：政策条文、法律法规等的出台，财政资源配置等。

⑦环境条件：如卫生服务提供情况、卫生设施、自然环境条件等。政策、环境、服务、条件方面的改变，大多数难以用定量指标来反映，通常表现为定性指标，其中部分指标可以用定量指标，如安全饮用水普及率。

2. 行为生活方式评价

行为生活方式既是影响健康的重要因素之一，也是健康管理的重点干预内容，如增加运动、控制饮食、戒烟限酒，从而减少发生心脑血管疾病、糖尿病的风险。可见，改善人们的行为生活方式是健康管理的任务，因而也是健康管理效果评价的指标。在健康管理效果评价中进行行为生活方式评价的目的在于观察项目实施前后目标人群、个体的健康相关行为发生了什么样的改变，各种变化在人群中的分布如何，如烟草使用、食物选择、运动锻炼等。

由于个体行为改变是一个人自身的变化，无法用率、比例表示，通常对于个体某一特定行为生活方式进行评价，只用是否存在某行为表示，如是否吸烟、是否能达到每天 6000 步的身体活动等。此外，当测量一组行为时，可以采用的指标为健康生活方式总评分。

健康生活方式总评分是一种综合评估行为生活方式改变的指标。首先根据每一种健康生活方式对某健康问题的重要性而对行为生活方式赋权重，即该行为是某健康问题的重要因素，则权重较高，若不是重要因素，则权重可以低一些。赋权重的过程可以通过特尔斐法进行。其次对测量的每一个行为进行评分，并进行加和，最后得到行为生活方式总评分。其中，常用的群体行为指标包括某行为流行率、某行为改变率和健康生活方式合格率。

（1）某行为流行率＝$\dfrac{有特定行为人数}{被调查者总数}\times 100\%$；

（2）某行为改变率＝$\dfrac{在一定时期内改变某特定行为人数}{观察期开始有该行为人数}\times 100\%$；

（3）健康生活方式合格率：首先确定健康生活方式的合格水平，如健康生活方式总评分达到满分的 60% 为合格，当然也可以根据实际情况确定达到合格的标准，如达到满分的 70%、75%、80% 等，其次统计合格率。

健康生活方式合格率＝$\dfrac{达到健康生活方式合格水平人数}{测量总人数}\times 100\%$

3. 健康状况评价

健康状况的改善是健康管理的本质，但是对于不同的健康问题，通过健康管理能达到的健康目标并不一致。如在一所封闭式学校实施健康管理项目，通过改变饮食、运动等行为降低超重、肥胖的发生，可能在数月就可以观察到健康结局，可以观察到儿童超重、肥胖等健康问题的改善，但无法看到由于超重、肥胖减少导致的心脑血管病患病情况的变化。但是在中老年群体中开展健康管理项目，一方面可以看到超重、肥胖比例的变化，另一方面也能看到血压、血脂、血糖控制情况的变化，如果项目持续的时间足够长，还可以看到心脑血管病患病情况的变化。所以不同群体、个体的健康干预重点不同，针对的健康问题也有差异，评价指标也不尽相同。建议尽可能找到相对敏感的健康指标进行测量。

4. 生活质量评价

尽管健康管理的目的是改善健康状况，但对于个人、家庭、企事业单位和社会而言，健康不是终极目标而是资源。健康是个人发展、实现自我价值的基础，是家庭幸福的保障，是企事业单位创造产值、服务社会的资源，是社会进步与发展的力量。因此，健康管理效果评价中还要对健康管理项目导致的社会、经济影响进行评价。

5. 社会经济评价

社会经济评价观察的是健康管理项目实施后对于目标个体、群体社会参与度、经济花费等方面的改变。

（二）健康管理效果评价方法

1. 影响评价结果可靠性的因素

评价健康管理项目的效果，是希望能科学、准确地说明健康管理项目本身导致的目标个体、人群影响行为的因素、行为生活方式、健康状况、生活质量以及社会经济的改变，但是由于项目实施有一定的时间周期，在项目周期内可能存在混杂因素加剧或削弱上述变化，如突发公共卫生事件、重大自然灾害等大环境变化，国家、地方健康相关政策的变化等。另外，健康管理项目的目标人群、项目实施者的能力、表现也会在一定程度上左右项目的产出。只有真正认识这些混杂因素，才能采取适宜措施有效避免混杂因素对评价结果的干扰。常见的混杂因素包括以下五个方面：

（1）时间因素又称为历史因素，指在健康管理项目执行或评价期间发生的，重大的、可能对目标人群健康相关行为及其影响因素产生影响的因素，如与健康相关的公共政策的出台、重大生活条件的改变、自然灾害等。历史因素不属于干预活动，但却可以对目标人群的行为、健康状况等产生积极或消极影响，以致加强或减弱健康管理项目本身的效果。此外，随着社会的发展，经济、文化等因素的变化，人群的行为、健康状况也会发生相应的改变。因此，当健康管理项目周期长时，这些历史事件也会作为时间因素影响对项目真实效果的确认。

（2）测试或观察因素指的是由于测试（或观察）不准确而出现的对效果的误判。测量与观察的真实性、准确性取决于测试（观察）者、测量工具、测量对象（目标人群）3个方面。

如测量者或评价者的言谈、态度、行为等使目标人群受到暗示，则目标人群可能按照测量者的希望进行表现，这时就无法得到目标人群的真实情况。此外，随着项目的进展，测量者及其他项目工作人员能越来越熟练地开展项目活动，运用测量工具和技术，从而出现测量偏倚，表现为即使是用同样的工具测量同样的内容，早期的测试结果不同于后期的测试结果。对于目标人群而言，当他们得知自己正在被研究或观察时可能表现出与平时不同的状况，也可能影响对项目效果的客观反映。

（3）回归因素指由于偶然因素，个别被测试对象的某特征水平过高或过低，在以后又回复到实际水平的现象。回归因素的影响不像其他因素一样比较容易识别，可采用重复测量的方法来减少回归因素对项目效果的影响。

（4）选择因素指的是在对目标人群进行测量的过程中，由于人为选择而不是通过随机方法，致使选择出来接受测量的样本不能很好地代表目标人群总体，或者设立的对照组的主要特征指标与干预组的特征不一致，而无法有效发挥对照组的作用。

（5）失访指在健康管理项目实施或评价过程中，目标人群由于各种原因不能被干预或评价。当目标人群失访比例高（超过10％）或是非随机失访，即只是其中有某种特征的人失访时，会影响评价结果。为此应努力减少失访，并对应答者和失访者的主要特征进行比较，以鉴别是否为非随机失访，从而估计失访是否会引起偏倚及偏倚程度。为了科学地评价健康管理项目的效果，在健康管理项目计划制订阶段，就必须对如何进行效果评价进行规划，包括确定效果评价方案、确定评价指标、分析可能存在的混杂因素并制定消除或控制混杂因素的对策、测量中的伦理学考虑与做法等。

2. 常见的健康干预效果评价方案

为了便于对各种方案的理解与记忆，常采用以下符号表示各方案中的因子。

R（random）：随机化，指采取随机抽样的方法确定干预组和/或对照组。

E（experiment）：指接受健康干预的人群，称为干预组和/或实验组。

C（control）：指在健康管理项目中不对其进行干预，用作参照的人群，称为对照组。

O（observation）：指观察、调查、测量等收集资料的过程。

X：代表健康管理项目的干预措施。

（1）不设对照组的干预前后测试。这是评价方案中较简单的一种，其基本思想是实施健康干预前，对目标个体、人群的有关指标（认知、技能、行为、健康状况、生活质量、社会经济等）进行测量，然后实施健康管理干预，之后再次对目标个体、人群的有关指标进行测量，比较项目实施前和实施后有关指标的情况，从而确定健康管理项目的效果，通常以 EOXO 表示。例如在大学生的健康管理项目中，可以在新学期开始的时候，对新生的吸烟行为、运动、膳食及其影响因素、体能等进行调查，然后开始为期一学年的健康管理综合干预，在干预周期结束时，再次对这些学生的吸烟行为、运动、膳食及其影响因素、体能等进行调查，然后比较干预前后新生吸烟率、吸烟量、戒烟率、烟草危害知识水平、运动频次、运动量、膳食状况、体能状况等指标，确定综合健康干预对新生健康相关行为及健康状况产生了何种影响，这种影响是否达到预期的目标。

该评价方案的优点在于方案设计与实际操作相对简单，能节省人力、物力资源，也是现实中健康管理项目最常用的效果评价方案。然而，由于项目实施后目标人群的表现可能除了受到干预的影响外，还同时受到时间因素、目标人群的成熟程度的影响，而不设对照组的自身前后测试无法控制这些因素的影响，影响了对效果的准确认定。因此，这一方案比较适用于周期比较短或资源有限的健康管理项目效果的评价。此外，当健康管理项目更加注重目标个体、群体健康相关行为与生活方式、健康状况、社会经济是否发生预期改变，而不是十分注重这种改变是否完全源于项目自身，则不设对照组的干预前后测试是评价的最佳方案。

(2)非等同比较组设计。非等同比较组设计属于类实验设计，其设计思想是设立与接受干预的目标人群(干预组)相匹配的对照组，在健康干预实施前，对干预组和对照组人群的有关指标进行测量，然后仅对干预组(即目标人群)实施健康干预活动，对照组则不进行干预；干预周期结束后再次对干预组和对照组人群的相关指标进行测量，通过对干预组、对照组在项目实施前后变化的比较，评价健康管理项目的效应和结局。通常以 EOXO 表示。

同样以大学生健康管理项目为例，非等同比较组设计的做法是在开展大学生综合健康干预前，为该大学选择一个各方面条件相当(如男女生比例基本一致、学生家庭经济状况相当、学校性质相同、学校所处社会环境相近等)的另一所高校作为对照学校，首先对两所大学的新生都进行吸烟行为、运动、膳食及其影响因素、体能等的调查，然后在实施健康管理项目的学校开始为期一学年的健康综合干预，而对照学校不开展任何干预活动。在干预周期结束时，再次对两校新生的各个指标进行调查，比较干预前后两校新生吸烟率、吸烟量、戒烟率、烟草危害知识水平、运动频次、运动量、膳食状况、体能状况等指标。通过干预组和对照组的比较，可以从干预校学生有关指标的变化中，扣掉对照校学生有关指标变化的量，得到的结果就是消除了历史因素等混杂因素影响后学生的变化，即可以将这些变化认定为健康管理项目的结果，从而使健康管理项目效果评价结果更加科学和准确。

该评价方案的优势在于通过干预组与对照组的比较，可以有效地消除一些混杂因素，如时间因素、测量与观察因素、回归因素等对项目效果和结局的影响，从而更科学、准确地确定健康管理项目对人群卫生保健知识、行为、健康状况、生活质量、社会经济的作用。在非等同比较组设计中，对照组的选择会在很大程度上影响方案的精确性。选择各主要特征十分接近干预组的人群作为对照组，可以保证两组的可比性，也能有效避免选择因素对项目效果准确评估的影响。此外，要保持对照组与干预组的观察时间一致，即在对干预组进行基线观察及进行干预效果观察时，对照组也同时进行观察，并应用与观察干预组完全相同的方法与内容观察对照组。一般情况下，在健康管理研究中，为了科学地说明健康干预策略和活动的有效性，说明健康管理项目效果，建议采用非等同比较组的评价设计方案，在基层的日常工作中则可以采用前述不设对照组的前后测试方案。

目标测试

1. 选择题

(1)每一项健康干预项目无论周期长短，都必须做好的工作是(　　)

A. 科学周密的规划设计　　B. 领导开发工作　　C. 需求调查

D. 效果评价　　E. 实施日程安排

(2)新的卫生政策的颁布影响了某健康干预活动的评价结果，属于(　　)

A. 选择因素　　B. 回归因素　　C. 测试因素

D. 历史因素　　E. 观察因素

(3)某医院为加强对腹泻患者的教育，做了以下几项工作并取得了一定成绩，以下属于效果评价的是(　　)

A. 编写预防腹泻的小册子　　B. 录制预防腹泻的 CD 光盘

C. 指导患者配置口服盐水　　D. 医生对患者做到上门随访

E. 患者做到饭前便后洗手

(4)某单位开展一项预防血吸虫感染的项目，选择若干人口特征、文化、经济相类似的社区，随机分成实验组与对照组。对实验组进行干预，分不同时期进行评价。这种研究方法属于(　　)

A. 复核时间系列设计　　B. 实验研究　　C. 不涉及对照组的前后测试

D. 简单时间系列设计　　E. 非等同比较组设计

2. 健康管理员小王为某社区进行了为期 2 年的高血压健康干预活动，干预效果良好。

(1)根据该干预项目，小王不能选择作为具体干预目标的是(　　)

A. 体重　　B. 血压　　C. 病人的感受

D. 心电图　　E. 血脂

(2)若在干预活动开展过程中对效果进行评价，属于(　　)

A. 过程评价　　B. 形成评价　　C. 总结评价

D. 时间因素　　E. 失访

(3)如要进行结局评价，可选择的指标有(　　)

A. 活动覆盖率　　B. 高血压发病率　　C. 经费使用率

D. 行为改变率　　E. 高血压知识知晓率

第七章
健康干预技术

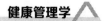

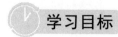 学习目标

1. 掌握健康教育的基本概念与方法；
2. 掌握运动、营养、心理、成瘾行为干预的常用技能和方法；
3. 了解健康干预技术的应用。

第一节　健康教育

健康教育与健康管理有着密切的联系：宏观层面，二者的目的都是维护大众的健康，且工作的基本思路一致，都运用了基线资料收集—计划—实施—评价的管理过程；微观层面，健康教育是健康管理的适宜工具，渗透到健康管理的各主要环节。同时，健康管理是实现健康教育效果评价的有效途径，使后者的开展更加系统、更加有针对性。因此，健康教育基本理论和方法对于健康管理具有奠基意义。

一、健康教育的基本概念

（一）健康教育

健康教育是以信息传播、行为干预、教育为手段，帮助个体和群体掌握卫生保健知识、梳理健康观念，以改变不健康行为和建立健康行为为目标、以促进健康为目的所进行的系列活动及其过程的总称。健康教育的重点是健康相关行为；其目标是鼓励大众养成健康的生活方式，合理地利用现有卫生服务，改善生活环境，提高生活质量；其任务包括疾病的预防控制、帮助患者更好地治疗和康复、帮助普通人主动增进健康水平。

（二）健康促进

我国学者认为，健康促进是健康教育结合政策、法规组织和环境的支持及群众的广泛参与，促进、维护、提高人群健康水平的过程。健康促进存在着广义和狭义两种理解。从社会发展层面（经济、生产力、文化等）和社会医学的高度将健康促进视为影响健康的社会决定因素、增进健康的总体战略，这就是广义的健康促进。它主要由国家和政府主导，进行总体顶层设计与策划，调动、协调各方各类资源，统筹规划，全面推进。而狭义的健康促进是把健康促进本身看作公共健康领域的一项具体工作策略，主要由卫生体系人员操作。不管是广义健康促进还是狭义健康促进，它们的小目标都是维护公众健康，都能发挥各自重要作用，但就我国当前情况看，广义健康促进更需要高度关注和大力推进。

二、健康教育的定位、作用与原则

（一）健康教育的定位

（1）健康教育是健康管理的适宜工具。调动个体和群体的积极性，使之积极配合管理师并参与到维护健康的工作中，是健康管理的宗旨。健康教育作为动员的重要方法、赋权的主要手段，频繁出现在健康管理的各个环节和阶段。

（2）健康管理是实现健康教育效果评价的有效途径。在日常的健康教育工作中，其效果评价环节存在着评价指标确立难、评价指标量化难、结局评价难等现象。信息化、标准化、系统化、量化等特点使得健康管理具备了解决健康教育上述困难的条件和能力，使得健康管理中的健康教育工作更加科学、高效。

（二）健康管理的作用

健康管理是实现初级卫生保健的先导；健康管理是卫生事业发展的战略举措；健康管理是一项低投入、高效益的保健措施；健康管理是提高国民健康素养、动员自我健康管理的有效途径；健康管理是解决看病难、缓解医患矛盾的措施之一。

（三）健康教育的原则

（1）思想性原则。指教育内容与党中央保持一致，要传达正确的人生观、价值观和世界观。

（2）科学性原则。指教育内容要准确。

（3）针对性原则。指教育内容和教育形式要符合教育对象的特点。

（4）通俗性原则。指教育内容的深浅难易要符合教育对象的认知能力。

（5）实用性原则。指教育内容要具有可操作性，能够解决实际问题。

（6）趣味性原则。指教育形式多样，寓教于乐，让教育对象愿意听、愿意看且乐于接受。

（7）系统性原则。指健康教育是一项经常性的工作，伴随人的一生，要科学规划、系统开展。

三、健康教育的基本理论

（一）健康相关行为改变理论

健康相关行为改变理论对解释和预测健康相关行为并指导健康教育项目设计、实施和评价具有重要的作用。"知信行"模式、健康信念模式是行为改变理论中最基本的理论，在工作中应用较多，所以在此着重介绍。

1."知信行"模式

"知信行"模式（knowledge、attitude、melief、practice，KABP 或 KAP）是西方学者 20 世纪 60 年代提出的行为理论模式。这一理论将人们行为的改变分为获取知识、产生信念及形成行为三个连续过程。"知信行"模式是认知理论和动机理论等在健康教育中的应用，是有关行为改变的较成熟的理论模式。该理论认为：卫生保健知识和信息是建立积极、正确的信念与态度，进而改变健康相关行为的基础，而信念和态度则是行为改变的动力。只有当人们了解了有关的健康知识，建立起积极、正确的信念与态度，才有可能主动地形成有益于健康的行为，进而改变危害健康的行为。该理论模式认为"确立信念和改变态度"是行为的改变的两个关键步骤。

但是，要使知识转化为行为改变，仍然是一个漫长而复杂的过程，有很多因素会影响知识到行为的顺利转化。在健康教育实践中，常常遇到"知而不信""信而不行"的情况。由此可见，只有全面掌握知、信、行转变的复杂过程，才能及时、有效地消除或减弱不利影响，促进形成有利环境，进而达到改变行为的目的。

2. 健康信念模式

健康信念模式（health belief model，HBM）是 20 世纪 50 年代由美国公共卫生领域的一些社会心理学家提出的。其核心是相关疾病威胁知觉和行为评估，前者依赖于对疾病易感性和疾病后果严重性的认识，后者包括行为改变的有效性、行为改变的投入和收益以及行动实施的障碍等评估。所以在健康信念模式中，健康信念的形成主要涉及以下几方面因素：对疾病威胁的认知、对采取健康行为获益的认识和克服困难的决心、提示因素。其中提示因素指的是促进健康行为发生的因素，如大众媒介的疾病预防与控制运动、医生建议采纳的健康行为等。提示因素越多，个体采纳健康行为的可能性越大。

（二）健康传播理论

健康传播理论是传播学的一个分支，是健康教育的重要手段和策略。健康传播是有效地传递与健康有关的、影响人们态度和行为方式改变的知识，从而有效地预防疾病、提高大众生活质量和健康水平的过程。按照传播的规模，可将人类传播活动分为五种类型：自我传播、人际传播、群体传播、组织传播和大众传播。在大众媒介高度发达的今天，人际传播和群体传播依然是人们最基本、最常用和最灵活的传播手段。在健康教育社会动员中，组织传播发挥着重要作用。国内外实践表明，多种传播手段的综合运用，是健康教育最有效的干预策略之一。

著名的拉斯韦尔模式（又称"5W"传播模式）抓住了传播的主要方面，综合、简洁地把繁杂的传播现象用 5 个要素概括。它不但提出了一个完整的传播结构，还提出了对应的 5 个研究范围和内容，从而形成了传播学研究的五大领域，为传播学研究奠定了基础。

(1)传播者。传播者又称传者，是在传播过程中信息的主动发出者和控制者。传播者可以是个人，也可以是群体或组织，例如电视台、广播电台、报社、出版社、影剧院以及各级宣传部门和教育机构等，都属于传者范畴。传者是相对于受者而存在的，两者互相依存，又可相互转换。这种角色的互换，正是信息沟通和产生共识的基础，是社会性传播活动的保证。

(2)信息。信息是传者所传递的内容，是对人与事物的判断、观点、态度以及情感。健康信息是指与人的健康有关的信息，泛指一切有关人的身体、心理、社会适应能力的知识、技术、观念和行为模式。

(3)传播途径。信息传递的方式和渠道统称为传播途径，它是信息传递的物理手段和媒介，是联结传者和受者的桥梁。在传播活动中可采纳的传播途径是多种多样的，采取不同的传播途径对传播效果有直接影响。根据健康信息传递的特点，健康传播途径通常可以分为语言传播（健康咨询、个别引导、小组讨论和专题讲座等）、文字传播（手册、传单、卫生标语、展板和墙报等）、形象化传播（图画、照片、标本、模型、示范演示等）和现代影视网络媒体方法（电视、广播、电影、微信、微博及其他网络手段等）。专业工作者在进行传播活动时，应因时、因地制宜，根据人群特点选择最佳传播途径。

(4)受传者。受传者是信息的接受者和反应者，是传播者的作用对象。受传者可以是个人、群体或组织，大量受传者也可称为受众。人们对信息有着不同的反应，这与个人性格、态度等因素有关。受传者一般被视为信息传播中的被动者，但他们却拥有接受或不接受和怎样接受传播的主动选择权，在信息需求方面表现出日益多样化和"众口难调"的现象。

(5)传播效果。传播效果是传播对人的心理和行为产生的有效结果。根据健康传播的目的，健康传播的效果可分为以下 4 个层次：知晓健康信息、健康信念认同、态度转变、采纳健康的行为。

四、健康教育的主要技能与方法

健康教育是实践性较强的一门学科，它既是卫生工作的一个领域，也是一种方法和工具。基于传播学、教育学和行为学等学科相关理论，健康教育工作者探索了许多行之有效的健康教育方法和技能。本节就健康教育活动策划、健康教育知信行问卷设计、健康传播材料制作与使用、健康教育讲座等四种技能方法做简单介绍。

（一）健康教育活动策划

健康教育活动是指有目的、有计划、有步骤地组织众多机构和人员参与的健康教育活动。它紧紧围绕提高群体保健知识水平、确立健康观念、养成健康行为、促进健康社会环境和政策而进行，更加注重群体效应和创设舆论导向。策划是健康教育活动成功的关键，也是开展一项活动必须有的过程。活动策划是指有关人员根据活动的目的要求，在历史及现状调查基础上，根据掌握的各种信息，分析现有条件，设计切实可行的行动方案的过程，属于活动的设计阶段。

1. 活动策划的原则

活动策划的原则包括社会性原则、创新性与可操作性相结合的原则、可持续性原则。

2. 活动策划的步骤

活动策划主要包括五个步骤。①调查了解需求：包括法律法规和相关政策、历史资料、社会热点、市场调查、时间、场地、目标人群健康需求等；②可行性分析：策划者要对策划的可靠性、实施的可操作性和活动的综合效益进行全面、系统地分析和科学论证；③协调沟通：在调查和论证的基础上，还需积极与各级领导和相关部门事先进行沟通，争取政策、空间、人力、物力等资源的支持；④撰写方案：包括设计主题、撰写方案提纲、论证具体内容、撰写步骤等；⑤方案论证及报批：方案需经过各方论证才能申报审批。

（二）健康教育知信行问卷设计

问卷调查是健康教育工作最常用的一种收集资料的途径，所以拟定调查问卷是进行健康教育的一种基本技能和现场调查的基本手段。知信行问卷是基于知信行理论编写的一种健康教育问卷，一般用于了解目标人群的卫生保健知识、态度、信念及行为现状和评价健康教育的效果，了解受众对健康教育的主观要求、对健康教育方法的接受程度等多方面的信息。

1. 健康教育知信行问卷编制的原则

健康教育知信行问卷在编制时，要把握以下原则：①合理性，问卷必须与调查主题紧密相关；②一般性，问题的设置应具有普遍意义；③逻辑性，问卷的设计要有整体感；④明确性，问题设置应直接明了；⑤避免心理诱导倾向；⑥涉及政策、伦理、社会规范、个人隐私等敏感问题时应注意保密；⑦同时问题编制应便于整理与分析。

2. 健康教育知信行问卷编制的步骤

①初步罗列调查条目；②条目筛选；③确定每个调查条目的提问形式和类型；④确定

每个条目的回答选项，回答的选项与条目的提问方式和类型有关；⑤调查及评价：将选出的调查条目按一定的逻辑顺序排列，形成初步的调查，可以用专家评价和小组讨论等方法进行初步评价，修改完善后进行小范围的预调查，对调查问卷的信度、效度等特性进行评价；⑥修改完善：在上述基础上做进一步完善，形成最终的调查问卷。

3. 健康教育知信行问卷的问题设计

①确定变量类型：变量有两种类型，即数值变量和分类变量。前者用来收集计量资料（如身高、体重、血压等），后者用来收集计数资料。分类变量又可分为无序分类变量（如血型、是否知道某项知识等）和等级分类（如对某种现象的态度可分为非常赞同、赞同、一般、不赞同、非常不赞同 5 级）；②问题和答案形式的设计：问题形式的设计有填空式、是否式、多项选择式、表格式、矩阵式等，答案依据问题形式进行相应的设计。如填空式，即在问题后画一短横线，让回答者直接在空白处填写；③问题数量和顺序的设计：一份问卷应该包括多少个问题，取决于调查内容、样本性质、分析方法，拥有的人力、财力和时间等各种因素。一般来说，问卷不宜太长，通常以回答者在 20min 以内完成为佳，最多也不要超过 30min。

4. 调查问卷的预调查、修改和定稿

初步完成调查问卷设计和确定调查方法后，先由经过培训的调查员在小范围内做预调查，以检验调查问卷的可行性，以及设计的问卷是否与研究的主题相符合。

预调查是问卷设计的一个重要步骤。即使是经验丰富的设计者经过深思熟虑后设计出的调查问卷，也还会有需要进一步修改和完善的内容。只有当完成预调查并进一步修改调查问卷后，再进行正式调查，才能避免在正式调查中出现需要的资料收集不到，收集到的资料又不需要的情况。

5. 调查问卷的评价与使用

应对编制的知信行问卷进行分析与评价，分析和评价的内容包括知识题目的难度和区分度分析、信度和效度分析。适用于健康教育问卷信度分析主要是同质信度（评价内部性）和重测信度（评价稳定性），效度分析主要是内容效度和结构效度。

（三）健康传播材料制作与使用

健康传播材料是指为配合健康教育活动而制作和使用的辅助材料，它是健康教育信息的有效载体，合理使用健康传播材料不仅可以丰富传播活动的内容与形式，也能增加受众对健康传播活动的兴趣，更能增强受众对传播信息的理解，深化健康传播的效果。传播材料多种多样，常见的分类方式有以下几种：根据传播关系，可分为大众传播材料、组织传播材料；根据健康信息载体，可分为纸质材料、声像材料及电子类材料；根据健康信息表现形式，可分为文字图片类、声音类、影像类、电子技术类和新媒体类等。虽然上述不同健康材料表现形式各不相同，但不论哪种形式，都应具有传播速度快、作用范围广、针对性强、信息影响力强，同时内容遵循医学规律等特点。

1. 健康传播材料的制作原则

较好的传播材料是取得预期传播效果的重要保证。制作较好的传播材料是健康传播的重要保证。在制作健康传播材料时，除了遵循思想性、科学性、针对性、实用性、通俗性、趣味性、经济性七项原则以外，还应遵循可及性原则、及时性原则。

2. 健康传播材料的制作程序

健康传播材料的制作程序包括以下七步：①了解并分析实际需求；②收集、筛选信息，制订计划；③信息加工，制作初稿；④编排和设计；⑤预试验；⑥修改设计稿；⑦制作成品。

（四）健康教育讲座

健康教育讲座是健康信息传播最常用的方法，既是一种科学也是一种艺术。健康教育讲座对讲座者的要求很高，除了具备丰富的健康教育专业知识和较强的综合能力外，还要懂得人际传播和演讲技巧，并具备良好的心理和身体素质。"讲"的能力是健康教育的基本功，可以利用现代教育技术使讲座效果更好，但条件不具备时同样要讲出效果。因此，健康教育和健康管理工作者必须要练好"讲"的基本功。

1. 健康教育讲座的定位

健康教育讲座既不同于专业的理论授课，也不同于极具感染性的演讲，它是以科普的方式将健康领域的科学技术知识、科学方法、科学思想和科学精神传播给公众，从而达到培养公众健康素养和提高公众自我健康管理水平的目的。健康教育讲座属于语言传播，是一种高效的健康传播方法，在注重知识传播的同时，更加关注传播过程中的互动及效果的反馈。

2. 健康教育讲座的技巧

就讲座过程而言，一般可分为三个阶段：准备阶段、讲座阶段和答疑阶段，每一阶段的具体内容和原则概述如下。

（1）准备阶段。主要解决"讲什么"的问题，包括讲稿和PPT两方面的准备阶段。

讲稿是讲座的依据，要准备一份好的讲稿，主要是围绕"讲什么"进行内容的选择和加工，而内容选择的核心就是受众需求的针对性。受众的需求是什么？如何准确掌握受众的需求？这些问题可以在问卷调查中进行了解。总之，对受众了解得越详细、越深刻，讲座就越有针对性。当然，健康教育讲座的讲稿也服从一般文稿的要求，如简明扼要、条理清晰、逻辑性强等。一般来讲，讲稿包括前言、主体和结论三个部分。PPT准备请参考传播材料制作相关内容。

（2）讲座阶段。主要解决"怎么讲"的问题，讲座阶段是观点、知识点的表达，是一种语言展示。主要核心是表达技巧和控场技巧，通过合适的语言和体语表达来实现。

①入场与开场阶段。好的开始是成功的一半，所以此阶段很关键。既要体现出亲和力，又要体现权威性；既要不露痕迹，又要抓人眼球。讲座开场有很多形式，如正统式、自我介绍式、轻松幽默式、聊天式、调查式、问题式、展览式、视频式、游戏式、明星式、悬念式、神秘式等。一般 5min 即可。

②讲座过程阶段。此阶段主要涉及语言表达和控场两种能力。语言表达包括声音语言和肢体语言。对于一场好的健康教育科普讲座，其效果大部分取决于声音和表情两个要素。语言表达主要包括三个方面：语言规范、得体；表达生动、通俗；适当互动和反馈。讲座的"台风"也直接影响讲座效果，应当符合四项基本要求：语言通俗易懂、风格幽默风趣、站姿落落大方、走动平稳有力。控场技巧包括临场技巧、约束技巧、调动技巧和应对技巧四大类。常见的需要适当控制的场景有怯场、乱场、冷场和闹场，不管是哪种情况，都应沉着、淡定，积极应对。如面对怯场时，要学会自我控制，调整情绪。具体方法为：在讲座前用深呼吸、活动四肢来控制情绪，讲座开始时将注意力集中于受众，不要过分关注自我。另外，在控场方面，还要注意讲座时间的把握。健康教育科普讲座一般为 1～1.5h，根据需要可适当调整。讲座者应对讲座内容非常熟悉，根据具体时间灵活调整讲座的设计，做到胸有成竹，游刃有余。一般来讲，一张健康教育科普类的幻灯片可讲 1～2min。

③讲座结尾阶段。成功的结尾可以加深认识，揭示题旨。结尾部分的关键在于进一步总结自己的观点，再一次强调讲座的重点，使受众进一步加深对讲座主题的理解。结尾要简明扼要，不宜过多、过泛，要起到画龙点睛的作用。在讲座结尾时，可以采用"总结观点、表示感谢、提出希望、请求采取行动、简洁而真诚的祝福"的方式。

（3）答疑阶段。讲座结束后，讲者需根据现场情况对讲座内容进行答疑。一般来讲，受众人数较多（超过 100 人）时不宜进行答疑。如需答疑，应注意把握以下 4 个环节：倾听提问、确定问题、通俗回答、态度积极。

第二节　运动干预

运动干预是健康管理常见干预技术的重要部分和重要手段，目的在于增进或维持身体素质、改善疾病预后、促进健康状况的一个或多个方面。按健康功能目标运动可以分为不同种类：①减脂运动，通过运动刺激身体能量代谢供能底物结构比例，让脂肪供能比大于90%并持续一段时间；②增肌运动，通过运动刺激达到身体肌肉细胞增生或肥大、肌肉成分比例增加；③降糖运动，通过运动刺激提升肌肉供氧能力、有效改善肌肉糖代谢、改善胰岛素抵抗；④降血压运动，通过运动刺激改善血管反应能力、降低血管总外周阻力、降

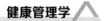

低血压；⑤家居功能运动，把日常工作及生活的动作设计为有目的锻炼核心肌群、平衡稳定和拉伸关节韧带，达到延缓身体机能衰退的运动。本节主要介绍降糖运动和降血压运动。

一、运动对健康的作用

运动不足是多种慢性疾病的危险因素，包括心血管病、糖尿病、高血压、骨和关节疾病及抑郁症等。增加适宜的运动对于降低各种疾病的风险发挥着重要的作用，且过早死亡的风险会随着进行中等或大强度体力活动时间的延长而下降。

（一）对减肥的作用

造成肥胖的主要原因是摄取的热量大于消耗的热量，因此，运动减少可引起皮质厚度和身体质量指数显著增加。而运动可以通过调节神经与内分泌、增加体内脂肪与糖的消耗达到减轻体重的作用，同时预防因肥胖导致的糖尿病、高胆固醇血症、高血压、冠心病或骨质疏松。

（二）对降血压的作用

适当运动可以降低血压，其原理为：①有氧运动可使迷走神经系统张力增加，血中儿茶酚胺浓度下降，解除小动脉痉挛；②运动训练时肌群内血管扩张，毛细血管密度和数量增加，血液循环和代谢改善，总外周阻力降低，血压下降；③运动可以大量消耗体内能量，运动也可直接使血中胰岛素浓度下降，两者均可降低体重，这样减少了肾脏对钠的再吸收，降低体内钠容量负荷，使血压降低；④脂肪组织内含有丰富的心房钠尿肽清除受体信使，肥胖时该系统活跃，心房钠尿肽浓度下降，血压增加。长期运动后体重下降该系统抑制，心房钠尿肽水平增高，促进钠从肾脏排泄，从而参与血压调节。

（三）对改善血脂环境的作用

大量的研究表明，运动可以减低血脂。每周进行消耗 2000kcal 的中等强度有氧训练可明显降低血脂，升高高密度脂蛋白胆固醇（HDL－C）浓度，激活骨骼肌和脂肪组织中的脂蛋白脂肪酶，从而使极低密度脂蛋白（VLDL）与高密度脂蛋白（HDL）相互平衡转移，提高 HDL－C 浓度。最近研究表明，经常性的步行与慢跑可显著提高 HDL 水平，并减低总胆固醇（TC）和甘油三酯（TG）水平。

（四）对提高胰岛素敏感性的作用

据报道，大多数开始运动的 2 型糖尿病患者可减少抗糖尿病药物（包括胰岛素和口服降糖药)的剂量。每周锻炼 3 次、每次半小时可减少 2 型糖尿病患者的用药量。运动可通过使肌肉中胰岛素刺激的糖原合成增加，使由胰岛素刺激的葡萄糖转运磷酸化作用增强从而增加胰岛素敏感性。我国传统运动项目太极拳对 2 型糖尿患者也有良好的治疗效果，研究显示，进行为期 8 周的太极拳锻炼可使安静血糖水平显著降低，而胰岛素水平未见变化，提示长期进行太极拳锻炼，可在维持糖尿病患者正常的胰岛素分泌的情况下有效降低血糖。

二、降糖运动

2 型糖尿病是一种由遗传与环境等因素长期共同作用发生发展的，以人体代谢障碍、血糖增高、血脂异常等为共同特征的慢性代谢性疾病。2 型糖尿病(T2DM)最主要的病理生理特征是胰岛素抵抗，通过适当的有氧运动方案可以增加葡萄糖转运蛋白 4(GLUT−4)含量，增强骨骼肌对葡萄糖的转运能力，增加葡萄糖的有氧代谢能力，从而改善胰岛素抵抗。

(一)运动降血糖的机理

研究表明，糖尿病患者都有不同程度的骨骼肌细胞葡萄糖转运因子 4(GLUT−4)减少，导致骨骼肌利用葡萄糖的能力下降，间接导致血糖水平升高，适当的运动刺激可以使 GLUT−4 增加，有效改善胰岛素抵抗。

骨骼肌 GLUT−4 的作用研究表明，GLUT−4 是葡萄糖摄取及处置的限速因子，全身 70%～80% 的葡萄糖摄取由骨骼肌细胞的 GLUT−4 完成。2 型糖尿病患者 GLUT−4 水平下降，导致胰岛素刺激的葡萄糖转运功能下降，诱导胰岛素抵抗产生；再肥胖的 2 型糖尿病患者也有糖运转能力下降，也是 GLUT−4 活性下降的结果。高强度抗阻力训练可以明显提高骨肌 GLUT−4 的含量；高强度的跑步训练，如马拉松运动员长距离运动和训练后，骨肌细胞中的 GLUT−4 表达增多；研究发现缺氧是刺激葡萄糖运转能力的因素，缺氧与肌肉训练和提高骨肌细胞的葡萄糖运转能力正相关；研究还证明缺氧条件下骨肌 GLLT−4 的葡萄糖运转能力提高比有氧状态下更强。从骨骼肌 GLT−4 的葡萄糖运转能力有效性方面来看，降糖运动有效性从高到低排列的是无氧运动、抗阻运动、有氧运动。

(二)运动风险评估

运动前通过对 2 型糖尿病患者的血压、心电图、B 超、尿常规、肝功能、肾功能、眼底检查、身体形态、运动功能等方面进行全面检查排除，评估患者的安全性：

(1)运动前血压高于 160/100mmHg、血压控制不佳或不稳定者。

(2)血糖 16.7mmol/L 与经常有脑供血不足者。

（3）妊娠糖尿病与妊娠期。

（4）各种急性感染未控制者。

（5）糖尿病症酸中毒、高渗状态、乳酸酸中毒等糖尿病急性并发症状态等。

（6）心功能三级、脑卒中、不稳定型心痛、急性心肌梗死、严重心律失常者。

（7）视网膜病变及近期新发血栓者。

（8）糖尿病足、运动器官病变引起的关节功能性退变、关节炎胶原组织疾病等不适合运动者。

（9）糖尿病、肾病尿蛋白未控制者。

（三）降糖运动方案

上述骨骼肌的 GLUT−4 表达和糖摄取能力的影响研究表明，有效的糖尿病运动必须是中等强度以上有氧运动、抗阻运动和间歇高强度运动。

1. 有氧运动

根据自身的不同情况制定出适合个体有氧运动处方，主要原则是要制定个性化、安全性高、自我监督和适时调整方便的有氧运动处方。

（1）种类设定主要有健步走、慢跑、快走、骑自行车、跳舞、走跑交替、打羽毛球、健身操、乒乓球、太极拳（剑）等。运动时根据患者习惯可以进行运动项目的调整、组合、交换，避免长时间重复单调的项目引起的心理生理疲劳。

（2）强度设定以最大心率所对应的目标心率、运动强度为依据进行选择，最大心率的 70%～75% 为最大有氧运动强度的目标心率。

（3）频率（频度）设定。2 型糖尿病患者每周运动频率为 5～7 次，患者可以根据自己的情况进行合理运动频率次数的调节，运动间隔时间最好不超过 2 天，因为运动对人体身体生理作用一般持续在 3 天内，否则会引起运动效率下降。

（4）时间设定以 0.5～1h 有氧运动为宜，安排在餐后 1～2h 内进行锻炼。据资料研究显示，在餐后 90min 后进行运动对降糖的效果最好（餐后是指从吃第一口饭起开始计算时间）。运动量过大的运动不宜安排在早上空腹时进行，如要进行应提前准备好食物。

（5）注意事项。2 型糖尿病患者运动事项可分为运动前、运动中、运动后注意事项。为了使患者有一个良好的生理适应阶段，在运动项目选定后应进行为期 1 周的调整适应阶段，以达到运动处方的运动量、强度等情况的最佳效果。

（6）运动形式。①健步走：健步走要求步数是 120～140 步/min，一般每日进行 2 次，时间段最好安排在每天早上 7～8 点及晚上 6～7 点，运动频率为每周 5 天。强度要求每次达到目标心率的运动时间至少 30min，最好于餐后 1h 开始运动；②步行：早餐后 1h 户外快步行走 3000 步，速度控制为 1000 步/10min，能有效地调节和控制血糖水平，一般患者耐受性良好，可作为 2 型糖尿病安全、有效的运动方法。可以用电子计步器记录行走距离、步伐频率、速度；③功率自行车踏车运动；④太极拳。

2. 抗阻运动

抗阻运动可以显著改善体成分、增加肌肉力量，改善胰岛素抵抗、调控糖代谢和脂代谢，对2型糖尿病患者具有积极意义。

①抗阻负荷确定：用训练时间来控制运动量，先训练到心率到目标最大值，然后等心率恢复到50%~70%再进行下一组训练，每组时间5~8min，共4~6组。糖尿病最佳的抗阻运动强度是达到最大心率的70%~85%；②抗阻动作选择：降糖的抗阻运动首选肌肉体积大、力量大的骨骼肌，抗阻练习的首选部位也是下肢。研究表明，同等耗氧量情况下，上肢运动比下肢运动更容易造成心率增加，上肢抗阻练习对加强心肺功能起到较好的作用，因此降糖抗阻运动练习部位下肢以股四头肌、臀大肌为主，兼顾上肢三角肌、肱二头肌；③弹力带：弹力带运动形式包括三部分，抗阻有氧健身操、平衡垫上弹力带抗阻健美操、弹力带伸拉放松操。三部分练习既相对独立，又相互补充，形成一套完整的系列弹力带抗阻健身练习方案。完成一套系列操动作，约需30min以上（包括每部分练习之间的休息缓冲时间）。在运动过程中，心率范围为最大心率的50%~75%，组间间歇以心率恢复到最大心率的60%为标准，开始下部分的练习。练习时间为每周2次，每次60min，其中达目标心率强度的运动时间控制在30min范围。

3. 高强度间歇训练

很多学者对间歇高强度运动与持续运动训练的健身效果进行了对比研究，发现在降低健康人群的胰岛素、血糖，提高胰岛素敏感性，改善高血压发病机制中的血流动力学以及对内分泌因素等方面，相同能量消耗的间歇高强度运动效果好于持续运动训练，间歇高强度运动能使总脂量、腹部脂肪量均显著下降。

三、降血压运动

高血压是一种以体循环动脉压（收缩压和/或舒张压）升高为临床表现的临床综合征，是最常见的慢性病，也是心脑血管病最主要的危险因素。运动疗法自1954年首次被提出后即引起广泛关注，1989年世界卫生组织和国际高血压学会（ISH）推荐将运动疗法作为非药物降压方法之一，之后美国运动医学学会、美国国家健康协会和疾病控制中心等组织也相继肯定了高血压的运动疗法。

（一）运动对高血压的影响

研究表明，运动后肌肉血管扩张、毛细血管密度或数量增加、血液循环和代谢改善、总外周血管阻力减低，有利于降低血压，特别是舒张压。适量运动有助于减轻精神压力，改善情绪及神经内分泌功能，保持血管舒缩功能处于最佳状态。

1. 运动形式对高血压的影响

大量临床试验结果表明，长期有规律的心肺训练能够有效降低原发性高血压患者的血压。最新的研究表明，采用高强度间歇运动比中、低强度的有氧训练，在降压效果上更明显。近年来兴起发展的循环抗阻训练是一种既能改善心肺功能又能增加肌肉耐力的一种渐进式训练方法。呼吸训练包含自主呼吸、器械引导的呼吸和音乐引导的呼吸训练等，通过调节呼吸率和呼吸深度，减少血液对血管壁产生的压力，从而达到控制血压的目的。放松运动能有效改善自主神经调节功能，患者通常能够长期坚持，所以在运动干预中具有重要的地位。

2. 运动强度对高血压的影响

有人选取年龄在 38~60 岁，初诊为高血压但还未采用药物干预的患者 120 例分别进行 20 周太极拳、健身操、瑜伽和健步走运动干预试验，结果发现经过 20 周的运动后，健步走组收缩压、舒张压、心率、肺活量及体重指标明显改善；健身操组心率、肺活量明显改善，收缩压、舒张压及体重指标好转；瑜伽组心率和肺活量指标好转；太极拳心率和体重降低指标好转。运动强度在最大心率 55%~70% 的运动，既可以改善收缩压和舒张压的指标，还可以控制心率，对高血压患者属于客观的强度指标。

3. 运动时间对高血压的影响

美国运动指南指出最低运动时间为中等强度 150min/周或高强度 75min/周。考虑到连续运动的危险性，一般一次运动干预时间由 10~15min 的准备阶段、20~30min 的主体训练阶段和 10~15min 的放松阶段组成。运动降压效果具有可逆性，若停止运动，运动产生的降压效果将在两周内完全消失。

4. 运动频率对高血压的影响

一次运动所产生的包括降低血压在内的良好效果一般持续时间为 2~3d，降压效果出现在坚持运动 1~2 周后，4~6 周达到稳定状态，所以高血压患者进行有氧训练应保证至少 3 次/周。

5. 运动后安静血压下降的持续时间

运动后安静血压下降现象一般出现在运动后 10min，可持续数小时至十多个小时。一般认为运动后安静血压下降的幅度，在一定时间范围内（如 10~60min）会随着运动持续时间的增加而更为明显，所以目前大多数运动方案采用 20~60min 耐力性运动。

（二）降压运动的适应症和禁忌症

1. 适应症

对高血压患者实施运动干预应根据患者的实际情况进行有针对性的调整，主要围绕中低危、中危程度的高血压患者。运动干预对临界性高血压和第 Ⅰ、Ⅱ 期高血压的降压效果较好，对有心、脑、肾病变的第Ⅲ期高血压患者和对药物干预产生耐受的老年高血压患者也有一定作用。一般认为，以患者能否耐受运动为标准，在患者能耐受的前提下，运动干预对降低血压有良性作用。

2. 禁忌症

运动干预并不是对所有高血压患者均适用，对于血压较高、患有其他疾病的患者切勿实施运动干预。年龄一般不作为运动疗法的禁忌症，安静时血压未能很好控制或超过180/110mmHg的患者应该停止运动；伴有运动器官损伤，如关节炎、肌肉痛的患者应该在恢复后才进行运动。绝对禁忌症应包括临床所有病情不稳定的情况，如重症高血压、高血压危象、急进性高血压、不稳定型心绞痛、心动过速、心力衰竭、脑血管痉挛及合并其他严重并发症的高血压患者。运动负荷试验中出现严重心律失常、ST－T段改变、心绞痛发作以及血压骤升者也在禁忌之列。

3. 降压运动的注意事项

运动训练的过程中，不要做过分低头弯腰、憋气和大幅度动作，要按照循序渐进、适度的原则进行锻炼，运动强度的选取要因人而异，从低强度开始逐步增加，直到找到适合自己的运动强度。在整个运动干预过程中服用某些降压药物会影响心率，也可能会影响运动能力，但两者结合会得到很好的降压效果。运动应以患者可以耐受为主，如果运动过程中出现不适症状，应立即终止运动，避免加重原发性高血压患者的病情。此外，冬季应加强保暖，可在室内进行运动。

4. 降压运动的方案

(1)运动方式。缺乏规律运动的高血压患者进行运动时，首选有氧运动。有氧运动的方式多种多样，包括健步走、慢跑、秧歌舞、柔力球、水中运动、骑自行车等，最常见且降压效果较为突出的是快走和踏车运动，这两种运动方式的共同特征是能够有效地控制运动强度。

此外，高血压患者还可以参加家务劳动、庭院劳动、户外活动等，增加生活中的体力活动。注意增加日常生活中的步行距离，每天步行步数应在3000～6000步，在3km活动范围内提倡步行。在走路的过程中可根据自己身体情况每1～5min进行1次下蹲、绕臂、转腰、伸懒腰等简单动作练习，不要直立持续超过20～60min走路，长时间行走会使腰部肌肉、膝关节、肩关节产生慢性损伤，所以要科学穿插各种训练方法，这更有利于高血压患者降压。

(2)运动强度。运动强度可划分为低等强度、中等强度和稍高等强度三个级别。低等强度运动对心肺功能刺激作用较小，运动过程中心率一般不超过100次/min，如散步等。中等强度运动对心肺功能刺激强度适中，运动过程中心率一般在100～130次/min，如健步走、慢跑、骑自行车、太极拳、网球双打等。稍高等强度运动对心肺功能刺激强度较大，运动中心率超过130次/min，如跑步、快速骑自行车、快节奏的健身操和快速爬山、登楼梯、网球单打等，可进一步提高健身效果。有良好运动习惯、体质好的人，可进行稍高等强度、中等强度运动；具有一定运动习惯、体质较好的人，可采用中等强度运动；初期参加体育健身活动或体质较弱的人，可进行中等或低等强度运动。

(3)运动时间与每周运动次数。每天运动时间应该达到 $30\sim60\text{min}$，可分次累计，但每次持续时间应不少于 10min。每周运动频率也很重要，应达到 $5\sim7$ 次，且间隔时间尽量避免连续 2 天或 2 天以上不运动。

第三节　营养干预

一、营养学基础

食物是人类维持生命及活动的重要能量、营养素来源，食物也给人们带来了美味的享受和快乐的感觉。食物营养、食品安全与人们生活息息相关，食物是人类赖以生存的物质基础，供给人体各类必需营养素。随着我国社会经济的发展和人民生活水平的提高，人们日渐重视营养与健康，科学饮食、合理营养、食品安全、促进健康等已成为社会的基本需求。

（一）基本概念

人类为了维持个体生命所需，从外界摄入食物在体内消化吸收产生能量，以维持生命活动。人体从外界摄入的营养，从化学结构和生理功能，可以分为碳水化合物、脂类、蛋白质、矿物质、维生素、水、膳食纤维等七大营养素。这些营养素功能作用包括：①构成人体成分；②供给能量；③参与生命活动相关的各种化学反应。以下是营养及与营养相关的几个基本概念。

1. 营养

营养是人体摄入、消化、吸收、利用食物中各种营养成分，满足机体生理需要的生物学过程。

2. 营养成分

营养成分指食品中具有的营养素和有益成分，如蛋白质、水分、膳食纤维等。

3. 营养素

营养素是食物中能被人体消化、吸收、利用的各种营养成分，人体必需的营养素约50种，根据化学结构和作用分为七大类：蛋白质、脂类、碳水化合物、维生素、矿物质、水和膳食纤维。

4. 能量

能量是人体赖以生存的基础，人体为了维持生命、生长发育、繁衍后代、从事各种活动等，必须从外界获取充足能量来维持生命活动。能量不是营养素，它主要来源于食物中的蛋白质、脂肪和碳水化合物，人体需要能量来维持生命活动和机体的生长发育。人类一切活动都需要能量，适当的能量摄入可以保持良好的健康状况。

5. 膳食指南

膳食指南是指以现代营养学理论和研究成果为依据，针对人们生活中存在的主要营养问题，指导人们科学合理用餐的指导原则。

6. 膳食营养素参考摄入量

膳食营养素参考摄入量是中国营养学会于 2000 年在原来的推荐膳食营养素摄入量（recommended dietary allowance，RDA）基础上发展起来的一组每日平均膳食营养素摄入量的参考值，是设计和评价膳食质量的标准。它包括以下 4 项指标。

(1)平均需要量（estimated average requirement，EAR）。它是指某一特定性别、年龄及生理状况群体中 50％个体对某营养素需要量的平均值。

(2)推荐摄入量（recommended nutrient intake，RNI）。它是指可以满足某一特定性别、年龄及生理状况群体中绝大多数(97.5％)个体对某营养素的需要量，摄入量长期达到 RNI 水平，可以维持人体中某营养素有相当储备。

(3)适宜摄入量（adequate intake，AI）。它是指通过观察或实验获得的健康人群某种营养素的摄入量，其准确度不如 RNI。

(4)可耐受最高摄入量（tolerable upper intake levl，UL）。它是指平均每日可以摄入某营养素的最高限量，该量对一般人群中几乎所有个体都是安全的，但是超过该水平就有健康危险。人体每天都需要从食物中获得一定量的各种营养素。当一个人的摄入量到平均需要量时，人群中有半数个体的需要量可以得到满足。当摄入量达到推荐摄入量时，几乎所有个体都没有发生缺乏症的危险。摄入量在推荐摄入量和可耐受最高摄入水平之间是一个安全摄入范围，一般不会发生缺乏也不会中毒。摄入量超过可耐受最高摄入水平则产生毒副作用的可能性随之增加。

（二）营养素

营养素可满足维持人体正常的生理、生化、免疫功能及生长发育、新陈代谢等生命活动需要，是人体生长发育的关键。这里重点介绍蛋白质、碳水化合物、脂类、维生素、矿物质五类。

1. 蛋白质

蛋白质是以氨基酸为基本单位组成的含氮的有机化合物，是人体最重要的营养素之一，是一切生命的物质基础。

（1）蛋白质的结构和分类。蛋白质的基本单位是氨基酸。各种氨基酸按一定的排列顺序由肽键连接。人体内不能合成或合成速度太慢的氨基酸都必须由食物蛋白质供给，这些氨基酸被称为"必需氨基酸"。人体内合成蛋白质的许多氨基酸中，有 8 种必需氨基酸必须由食物供给，它们是赖氨酸、色氨酸、苯丙氨酸、蛋氨酸、苏氨酸、异亮氨酸、亮氨酸和缬氨酸。如果饮食中经常缺少必需氨基酸会影响健康。食物中含有的必需氨基酸越多，其营养价值越高。动物蛋白，如肉类、蛋类、乳类均含 8 种必需氨基酸，又称优质蛋白。

（2）蛋白质的生理功能。蛋白质的主要作用是保证生长发育和新陈代谢，其生理功能是：构成人体组织；调节生理功能；供给能量。食物蛋白质被人体消化吸收后，主要用于合成新的组织、维持组织蛋白破坏和更新的动态平衡。每克蛋白质提供 4kcal 的热量。人体不同组织中蛋白质合成和更新速度不同，不同年龄个体需要的蛋白质亦不同。

蛋白质的化学结构非常复杂，从营养价值可分为以下几类：

①完全蛋白：含有的必需氨基酸种类齐全、数量充足、比例适当。如乳类中的酪蛋白、乳白蛋白；蛋类中的卵蛋白、卵磷蛋白；肉类中的白蛋白、肌蛋白，大豆中的大豆蛋白等。

②半完全蛋白：含有的氨基酸种类齐全，但是有的数量不足或比例不适当，可以维持生命，但不能促进生长发育，如小麦的麦胶蛋白。

③不完全蛋白：含有的必需氨基酸种类不齐全，既不能维持生命，也不能促进生长发育，如动物结缔组织中胶原蛋白。

（3）蛋白质的食物来源。蛋白质的食物来源分为动物性蛋白质和植物性蛋白质。动物性蛋白质有蛋类、奶类、肉类、鱼类等，属于优质蛋白质，是人体蛋白质的重要来源。奶类中一般含蛋白质 3.0%～3.5%，是幼儿除母乳外摄入蛋白质最好的来源。植物性蛋白质主要来自主食谷类，含蛋白质 10% 左右，谷物类蛋白质含量虽然不算高，但仍然是膳食蛋白质的主要来源。豆类含有丰富蛋白质，大豆含蛋白质约 40%，氨基酸组成也比较合理，是植物蛋白中较好的蛋白质来源。为改善膳食蛋白质质量，在膳食中应保证有一定数量的优质蛋白质，一般要求动物性蛋白质和大豆蛋白质应占膳食蛋白质总量的 30%～50%。

（4）蛋白质的需求量。不同年龄人群对蛋白质的需要量各不相同，尤其在生长发育阶段，随着年龄的增长蛋白质的需要量会逐渐增加。蛋白质的摄入要根据营养状况、生长发育要求达到平衡。2022 年版《中国居民膳食指南》建议成年男性每天摄入蛋白质 75g，女性则每天要摄入 65g。蛋白质摄入量不足或质量低，会造成营养缺乏病。如女性妊娠期和哺乳期对蛋白质的需求量较大，优质蛋白质摄入不足，易导致营养摄入不均衡，增加妊娠期疾病（妊娠糖尿病、高血压等）和巨大儿的风险；老年人因牙齿松动、消化吸收功能减弱等原因，也存在蛋白质摄入不足现象，会使身体虚弱患上"少肌症"，导致身体素质下降，缩短老年人寿命。蛋白质摄入过多会增加肾脏负担，使组织蛋白质加速分解，阳离子（钠、钾等)丢失和脱水使人感到不适,并且造成膳食蛋白质的浪费。蛋白质摄入过量也会造成含硫氨基酸摄入过多,加速骨中钙丢失,容易导致骨质疏松症的发生。过量的蛋白质还会造成酸性代谢产物,增加肝、肾的负担,造成肝、肾的肥大并容易疲劳。大量的蛋白质也会引发痛风、泌尿系统结石和便秘。摄入蛋白质超过机体需要,可作为能量或以脂肪形式储存。

2. 碳水化合物

碳水化合物又称糖类,主要存在于植物性食物中,糖原是储存于肝脏和肌肉中的碳水化合物。碳水化合物是人类生存和基本物质、能量的主要来源。

(1)碳水化合物的生理功能。碳水化合物的主要生理功能包括:①提供能量。能量来自机体中的血糖,碳水化合物是血糖生成的主要来源;②构成机体重要碳源和机体组织结构的重要成分;③调节机体功能。糖和蛋白质、脂类的聚合物和糖类的衍生物是调节机体生理功能的重要物质。碳水化合物按结构组成可分为单糖、寡糖、多糖和结合糖。人类食物中的碳水化合物主要有淀粉、糖原、麦芽糖、糖、葡萄糖和乳糖等。

(2)碳水化合物的食物来源。主要来源是植物性食物,如粮谷类、根茎类食物、蔬菜、水果等。粮谷类食物一般含碳水化合物 $60\%\sim80\%$,薯类含 $15\%\sim30\%$,豆类含 $40\%\sim60\%$。单糖和双糖的来源主要是蔗糖、糖果、点心、甜味水果、含糖饮料等。

(3)碳水化合物的需求量。碳水化合物要消化分解成为单糖后才能被吸收。碳水化合物提供能量应占人体需要总能量的 $55\%\sim65\%$。一般情况下,人类不易出现碳水化合物缺乏,即使碳水化合物和脂肪不足时,通过糖原的异生作用可将蛋白质转化为糖原以维持机体需要。当机体缺乏碳水化合物而动用大量脂肪时,会因脂肪氧化不全面产生过多酮体,造成中毒危害身体健康。碳水化合物摄入过量会妨碍机体对蛋白质和脂肪的需要。

3. 脂类

脂类是脂肪和类脂的总称,是一类由脂肪酸和醇作用生成氧化的酯及其衍生物,较难溶于水而溶于脂溶性溶剂的化合物。

(1)脂类的化学结构及组成。脂肪由一分子甘油和三分子脂肪酸组成,称为甘油三酯,约占脂类的 95%。脂肪多分布在皮下、大网膜、肠系膜以及肾周围等脂肪组织中。类脂主要有磷脂、糖脂、类固醇等。其中磷脂的种类最多,有甘油磷脂、卵磷脂、神经鞘磷脂等。甘油磷脂存在于各种组织血浆,构成细胞膜并与机体脂肪运输有关。卵磷脂存在于血浆中,神经磷脂存在于神经。糖脂是含有碳水化合物脂肪酸和氨基乙醇的化合物,包括脑苷脂类和神经苷脂,糖脂也是构成细胞膜所必需的。类固醇是含有环戊烷多氢菲的化合物,类固醇中含有自由羟基的高分子醇,称为固醇,常见的固醇有动物组织中的胆固醇和植物组织中的谷固醇、豆固醇。胆固醇是高等动物细胞的重要组成部分,也是动物组织中的固醇类化合物如胆汁酸、性激素的前体。

(2)脂类主要营养及生理功能。脂类的主要生理功能包括:①重要的能源物质,氧化

1g 脂肪能释放大约 9kcal 能量；②提供人体必需脂肪酸，如亚油酸、亚麻酸、花生四烯酸等；③辅助脂溶性维生素的吸收，协助脂溶性维生素 A、维生素 D、维生素 E、维生素 K 和胡萝卜素的吸收；④机体重要组成成分，也是构成各种生物膜的重要成分；⑤脂肪不易传热，能防止散热，可保持体温恒定抵御寒冷；⑥脂肪组织较为柔软，存在于组织器官之间，保护机体免受损伤。脂类也可以增加膳食的美味，促进食欲。

(3)脂肪的食物来源。食物的脂类来源是植物性食物和动物性食物。植物性食物的脂肪的主要来源是各种植物油和坚果，如豆类、花生、芝麻、核桃等。植物油主要含不饱和脂肪酸，特别是必需脂肪酸。水产品的多不饱和脂肪酸含量最高，深海鱼具有降低血脂和预防血栓形成的作用。动物性食物的脂类来源有猪、牛、羊等动物脂肪和肥肉、乳类、蛋黄、骨髓等，它们主要提供了饱和脂肪酸、磷脂和胆固醇等。

(4)脂肪的需求量。脂肪的需要量容易受饮食习惯、季节和气候等因素影响，变动范围较大。我国推荐居民成人每日膳食脂肪摄入量占总能量的 20%～30%，可以满足必需脂肪酸所需，并有利于脂溶性维生素吸收。摄入食物中脂肪酸尤其是必需脂肪酸缺乏会对人体造成不利影响，如亚油酸缺乏，会导致幼儿生长缓慢和产生皮肤湿或皮肤干燥、脱屑等皮肤症状。亚麻酸在体内生成二十碳五烯酸和十二碳六烯酸，是维持视网膜中受体视紫红质的正常功能的物质，妇女妊娠期内缺乏亚麻酸可影响子代视力、损伤学习能力，长期缺乏亚麻酸对调节注意力和认知过程有不利影响。摄入的脂肪过多会造成肥胖，并且高脂肪膳食很可能引起心血管疾病、高血压和某些癌症的发病率升高。食品脂类在加工、保藏过程中会有水解、氧化、分解、聚合或其他降解作用，不仅导致脂肪物理、化学性质改变，也会导致营养价值降低，甚至还会产生一定毒性和致癌性物质，危害人体健康。

4. 维生素

维生素是维持人体正常生理功能及细胞内特异代谢反应所必需的一类微量低分子有机化合物。

(1)维生素的主要生理功能。维生素的主要生理功能、作用和特点包括：①参与维持机体正常生理功能，其需要量极少，通常以毫克、微克计，但是在维持人体的基本功能(生长、代谢和维持细胞完整性)中不可或缺；②在体内不能合成或合成不足，虽然需要量很少，但必须从食物中获得；③在体内不提供热量，一般也不是机体的组成成分；④维持人体的必需营养物质，具有预防多种慢性退行性疾病的营养功能，在营养学中占有重要地位。

(2)维生素的分类。维生素可被分为脂溶性维生素及水溶性维生素两大类。

脂溶性维生素包括维生素 A、维生素 D、维生素 E、维生素 K。

脂溶性维生素不溶于水而溶于脂肪及脂溶性溶剂中，在食物中与脂类共同存在，在肠道吸收时随脂肪经淋巴系统吸收，从胆汁中少量排出。摄入后大部分储存在脂肪组织中，其缺乏症状出现缓慢，当大剂量摄入时则易引起中毒。因疾病的原因导致脂类吸收不良时，其吸收大为减少，甚至会引起缺乏症。

水溶性维生素包括 B 族维生素(维生素 B_1、维生素 B_2、维生素 B、烟酸、叶酸、泛酸及生物素)和维生素 C。B 族维生素是辅酶的组成成分。水溶性维生素均可溶于水，不溶于脂肪及有机溶剂，进入消化道后经血液吸收，摄入过量时很快从尿中排出，所以每天必须通过食物供给。由于水溶性维生素排出较快且体内储备量较少，当供给量不足时，易出现缺乏症如口腔溃疡、脚气病等。

(3)维生素的食物来源。维生素来自各类动物性和植物性食物中。维生素 A 只存在于动物性食品中，最好的来源是各种动物肝脏以及鸡蛋、鱼卵和全奶等。海水鱼肝脏中富含维生素 D，禽畜肝脏及蛋、奶也含少量维生素 D_3。植物油、坚果类、豆类、肉类、水产品、蛋、乳中和所有的绿叶蔬菜中含维生素 E。籽粒胚和酵母是维生素 B_1 的最好来源。维生素 B_2 在动物内脏、乳、蛋、豆类和各种绿叶蔬菜中存在。维生素 B_6 广泛存在于蛋黄、肉、鱼、乳、谷物、种子外皮、蔬菜等食物中，酵母中含量较高。维生素 B_{12} 的主要来源为肉类，在内脏中含量最高，在发酵豆制品中含有一定数量。维生素 C 广泛分布于水果、蔬菜中，红果和枣中的含量较高。

5. 矿物质

矿物质又称无机盐。人体各种组织器官中约有 60 种化学元素，除碳、氢、氧主要以有机化合物形式存在外，其他各种元素称为矿物质。矿物质是人体的重要组成成分，它既不能提供能量也不能在人体内合成，除排泄外也不能在体内代谢过程中消失，对维持机体正常功能和代谢有重要作用。其中，含量占体重的 0.01％以上，人体需要量＞100mg/d的，如钙、磷、钾、钠、镁、氯和硫，称常量元素或宏量元素；低于此数值的其他元素则称为微量元素或痕量元素。微量元素尽管数量少，但是对人体很重要，其中一些必须通过食物摄入，称为必需微量元素，需要注意的是所有必需元素在摄入过量时都会中毒。

(1)矿物质的主要生理功能。矿物质的主要生理功能包括：①是机体的重要组成成分，体内矿物质主要存在骨骼中，集中了99％钙、磷和镁，维持骨骼的刚性。磷和硫是蛋白质的组成成分。细胞中普遍含有钾，体液中普遍含有钠。②维持细胞的渗透压和机体的酸碱平衡，矿物质和蛋白质一起维持细胞内外保持一定的渗透压，对体液的潴留和移动发挥重要作用。矿物质中的酸性、碱性离子和碳酸盐、磷酸盐以及蛋白质组成的缓冲液体系可以维持机体的酸碱平衡。③保持神经、肌肉的兴奋性，在组织液中的矿物质，特别是 K^+、Na^+、Ca^{2+}、Mg^{2+} 等离子对保持神经和肌肉的兴奋性、细胞膜的通透性、细胞的正常功能等有重要作用。④具有特殊生理功能，如血红蛋白和细胞色素中的铁分别参与氧的运输和组织呼吸、生物氧化。甲状腺中的碘用于合成甲状腺素促进分解代谢作用。

(2)矿物质的食物来源。钙的食物来源有乳及乳制品、豆类、虾皮、海带、花菜、芝麻酱和绿叶蔬菜等。磷在动物性食物和植物性食物中分布广泛，一般膳食中不易缺乏，含量比较多的有肉类、鱼类、坚果、奶、多数蔬菜等。铁的良好来源是膳食中的动物肝脏、血、肉鱼禽类等，其次是绿色蔬菜和豆类，黑木耳、海带、芝麻酱等含铁较丰富。动物性食物是锌的主要来源，蔬菜、水果中锌含量很低。含碘丰富的食物主要是海产食物，如海带、紫菜、海鱼、海参、干贝等。

（3）矿物质的需求量。人体中矿物质必须由食物供给，人体每天都有一定量的矿物质随粪便、汗液、头发、指甲、皮肤及膜的脱落而排出体外。部分矿物质的生理需要量和中毒量范围很小，稍有不慎就会引起中毒。

二、合理营养与膳食平衡

营养与健康的关系非常密切，人体健康的物质基础是合理营养。平衡膳食是合理营养的重要手段。通过平衡膳食达到合理营养目标，就能促进人体健康，提高机体免疫力，减少各种疾病，改善生活质量，提高工作效率，增强体质，延长寿命。

1. 基本概念

（1）合理营养。这是指适合各种情况（年龄、性别、生理条件、劳动负荷、健康状态等）的食物、营养素供给量和配比。合理营养可维持人体正常生理功能，促进健康和生长发育，提高机体劳动能力、抵抗力和免疫力，有利于某些疾病的预防和治疗。缺乏合理营养将产生障碍以致发生营养缺乏病或营养过剩性疾病（肥胖症和动脉粥样硬化等）。

（2）平衡膳食。在营养学上能使人体的营养素需要与膳食供给之间保持平衡状态，能量及各种营养素满足人体生长发育、生理及体力活动的需要，并且各种营养素之间保持适宜比例的膳食。

平衡膳食要从膳食合理搭配开始，做到食物多样化。没有一种天然食物能满足人体所需全部营养素需要，因此，膳食必须由多种食物组成，保证三大营养素的合理比例，即碳水化合物提供能量占总能量 $55\% \sim 65\%$，蛋白质提供的能量占 $10\% \sim 15\%$，脂肪提供的能量占 $20\% \sim 25\%$，还必须做到食物来源蛋白质和食物来源脂肪组成合理及各种营养素摄入量达到供给标准。

2. 平衡膳食合理营养

在营养学上，平衡膳食使人体的营养生理需求与膳食供给之间保持平衡状态，能量及各种营养素满足人体生长发育、生理及体力活动需要，并且各种营养素保持适当比例。

膳食结构是膳食中各类食物的数量及其在膳食中所占的比例。膳食结构的形成是与多种因素相关的，因自然环境、生活习惯、经济发展和知识水平等因素构成了一定人群相对稳定的膳食结构。平衡膳食首先要通过构建合理的膳食结构，做到食物多样化，并根据各类食物所能提供的能量和各种营养素的数量和比例衡量膳食结构组成是否合理。平衡膳食也应做到合理营养，即必须按照每个人的工作性质及其个体特征（年龄、性别、体重等）将含有对生命最适合的营养素供给机体，而不是膳食种类和数量越多越好。

平衡膳食为人体提供足够量和适当比例的各类营养素，保持人体新陈代谢的供需平衡，并通过合理编制食谱和膳食制度、合理的原料选择和烹调方式，使膳食感官性状良好、品种多样化，符合食品营养卫生标准，符合人体的生理和心理需求，达到合理营养的目的。平衡膳食的具体实施包括食谱编制、膳食调配、食物原料选择和合理烹饪加工等几方面。根据食物营养素的特点，现代平衡膳食组成需包括以下五大类食物。

(1)谷类、薯类和杂粮。统称粮食，包括米面、杂粮，主要提供碳水化合物、蛋白质、膳食纤维和 B 族维生素。每天粮食进食量的多少，可根据活动量有所不同。一般以 200～250g 为宜。其余热能由鱼、肉、蛋、奶等副食品提供。但总热能不能超过标准，否则会引起体重超重。

(2)动物性食物。包括畜禽肉、鱼、蛋、奶等，主要提供优质蛋白质、脂肪、矿物质、维生素 A、B 族维生素和维生素 D。虽然蛋白质是人体必需的营养素，但也不可食之过量。建议正常成人每天摄入 50～100g 禽畜瘦肉或鱼肉，1 个鸡蛋及 1 杯牛奶。

(3)豆类和坚果。包括大豆、其他干豆类及花生、核桃、杏仁等坚果类。主要提供蛋白质、脂肪、膳食纤维、矿物质、B 族维生素和维生素 E。

(4)蔬菜、水果和菌藻类。主要提供人体所需维生素、无机盐、微量元素、膳食纤维和有益健康的植物化学物质。水果中含有丰富的有机酸和各种蛋白酶类，有助于消化；所含的果胶、纤维素等可促进肠蠕动，减少胆固醇的吸收。因为各品种所含成分及其含量各有不同，所以要经常更换不同品种和采用不同加工方法，使营养素相互补充。正常人每天摄入的新鲜蔬菜量应大于 300g，水果量应大于 200g。

(5)纯能量食物类。包括动植物油、淀粉、食用糖和酒类，主要提供能量。动植物油脂作为烹调用油可以增加食物香味、补充部分热能并提供人体必需脂肪酸和维生素 E，可以促进脂溶性维生素的吸收。烹调用油应以植物油为佳，但是也要考虑各种脂肪酸的比例，考虑到日常油脂摄入大部分已经包括在肉类里，所以烹调用油每人每天约需 25g。

3. 膳食指南与平衡膳食宝塔

膳食指南是根据营养学原则，结合国情制定的教育人民群众采用平衡膳食，以摄取合理营养促进健康的指导性意见。《中国居民膳食指南》是根据营养学原理，结合我国居民膳食消费和营养状况的实际制定的教育人民群众采用的平衡膳食指导，其目的是帮助我国居民合理选择食物，并进行适量的身体活动，以改善人们的营养和健康状况，减少或预防慢性疾病发生，提高国民健康素质。《中国居民膳食指南》由一般人膳食指南、特定人群膳食指南和平衡膳食宝塔三部分组成。

为了帮助人们在日常生活中实践《中国居民膳食指南》中一般人群膳食指南的主要内容，中国营养学会专家委员会制定了《中国居民平衡膳食宝塔》，对合理调配平衡膳食进行具体指导，直观向普通居民介绍每日应摄入食物种类、合理数量及适宜的身体活动量，以便为居民合理调配膳食提供可操作性的指导。

膳食宝塔共分五层(图 7-1),包含每天应该摄入的主要食物种类和数量。膳食宝塔利用各层位置和面积大小不同反映了各类食物在膳食中的地位和应占比重。

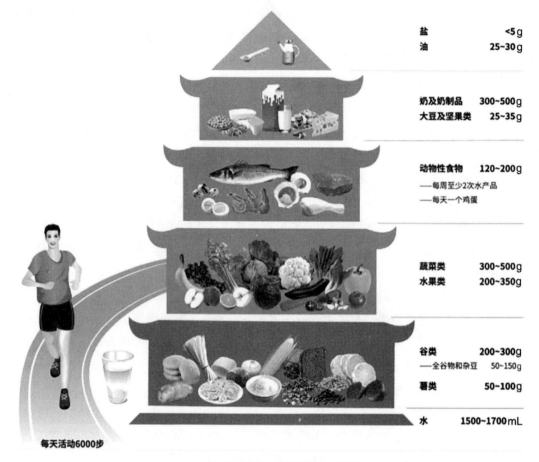

盐   <5g
油   25~30g

奶及奶制品   300~500g
大豆及坚果类   25~35g

动物性食物   120~200g
——每周至少2次水产品
——每天一个鸡蛋

蔬菜类   300~500g
水果类   200~350g

谷类   200~300g
——全谷物和杂豆 50~150g
薯类   50~100g

水   1500~1700mL

每天活动6000步

图 7-1 中国居民平衡膳食宝塔(2022)❶

①谷类、薯类和杂豆位居底层,每人每天应摄入 250~400g。

②蔬菜和水果类居第二层,每天应分别摄入 300~500g 及 200~350g。

③肉、鱼、禽、蛋类等动物性食物位居第三层,每天应摄入 120~200g(鱼虾类 40~75g,畜、禽肉 40~75g,蛋类 40~50g)。

④奶类及奶制品、大豆类及坚果类食物居第四层,每天应摄入 300~500g 奶类及奶类制品和相当于 25~35g 的大豆、大豆制品及坚果。

⑤第五层塔顶是烹调油和食盐,每天烹调油不超过 25~30g,食盐不超过 5g。虽然目前我国居民平均糖摄入量对健康的影响还不大,平衡膳食宝塔没有建议食糖的摄入量,但多吃糖有增加龋齿的危险,儿童、青少年不应摄入过量的糖和含糖高的食品及饮料。

❶ 中国居民膳食指南.中国居民平衡膳食宝塔(2022)[EB/OL].

平衡膳食宝塔还增加了水和身体活动的影响，目的是强调足量饮水和增加身体活动的重要性。水是食物的重要组成部分，是一切生命的必需物质，其需要量受环境、温度、年龄、身体运动等因素影响。在温和气候条件下生活的轻体力活动成年人每人每天至少饮水1500～1700mL（7～8杯）；在高温或强体力劳动条件下应适当增加饮水量。饮水不足或过多都会对人体健康带来危害。饮水应少量多次，不应感到口渴时才饮水。目前我国大多数成年人身体活动不足或缺乏体育锻炼，应改变久坐少动的不良生活方式，养成每天运动的习惯，坚持每天做些消耗体力的活动。建议成年人每天进行累计相当步行6000步以上的身体活动，如果身体条件允许最好进行30min中等强度的运动。

三、营养干预技术

营养干预是对人们营养上存在的问题进行相应改进的对策。营养医学是人类疾病斗争史上一门崭新的科学，出现于最近二三十年，是现代医学、细胞生物学、生物化学、营养学、中医学中的养生学等学科发展到一个新的阶段产生的一个交叉学术领域的综合学科，它研究营养素与疾病预防干预的关联。

以前的营养问题主要是热量不足，关注蛋白质、糖类和脂肪这三大营养素对人体代谢的营养作用；现在的营养问题主要是疾病与营养的关系，关注重点是摄入营养素不均衡或某些营养素不足，其中又重点着眼于维生素、矿物质和微量元素对细胞和疾病的作用。同时，国民营养计划中要求居民掌握健康烹饪方式与提高营养均衡配餐的能力，全面提升国民的健康营养素。

（一）明确主要的营养问题

进行营养干预前，先要调查拟干预区域内存在的营养问题，并对现有的营养问题或疾病进行原因分析研究，明确主要的营养问题。

（1）收集营养问题。收集待干预地区内与之相关的人口、土地与水资源、地理状况与气候变化、食物生产与供给、医疗服务设施与水平、家庭收入、社会福利与保障、教育状况、环境与卫生状况、社会经济状况等资料，并对该地区进行营养与社会调查，确定有营养问题的人群、地区及产生原因，扩展内容包括疾病患病率、年龄、性别、职业分布与特点、直接与间接原因、影响因素等。

（2）确立项目目标。应有衡量的标准，这些标准应该灵敏、易判定、可操作性强、有效，能衡量项目活动结果。

（3）建立项目计划。应针对主要问题制订出项目与活动目标，选择干预地区、项目合作伙伴与干预人群，选择干预方法与途径，建立干预策略与活动，制订计划活动安排与经费预算，列出所需资源与设备，以使工作有条不紊地开展，达到项目目标。

（二）采取干预措施

目前，我国经济社会快速发展，科学技术不断进步，许多疾病已经被有效控制，甚至被消灭，但同时，一些与营养密切相关的慢性病已成为严重威胁居民健康的主要因素。一方面，营养过剩现象广泛存在，高血压、高血脂、肥胖、糖尿病等患者人数众多，高盐、高油、高糖等不健康饮食行为随处可见；另一方面，营养缺乏现象在一些欠发达地区仍然存在，使得很多脆弱群体如儿童、老人、孕妇等人群的健康得不到有效的保障。

我国欠发达地区人群的维生素 A、维生素 D 缺乏以及妇女缺铁性贫血问题广泛存在。鉴于世界公认的 3 种微量营养素缺乏防控方法，即膳食多样化、营养补充剂、食物强化，前两种方法的实施推行存在一定难度和局限性，目前的干预工作重点是食物强化。食物强化是全球公认的经济、有效、易行的营养改善方法。我国已经开展的食物强化项目包括碘盐、铁强化酱油、强化面粉、维生素 A 强化油、婴幼儿营养包、营养强化大米等。

第四节　心理干预

随着医学和心理学的发展，已无法用单一的生物医学模式阐明人类健康和疾病的全部本质。1997 年，《科学》杂志上发表的《需要一种新的医学模式——对生物医学的挑战》一文，明确提出"生物—心理—社会医学"这一新的医学模式，并对此进行了强有力的论证。新的医学模式强调把人看成是生物、心理和社会三个方面协调统一的整体系统，任何一方面出现了问题，都可能对人的健康产生影响。生物—心理—社会医学模式明确指出人同时具有生理活动和心理活动，强调生理和心理是相互联系的整体。心理因素在社会适应和调节的活动中具有能动作用。一方面，人作为个体，要面对各种环境的变化，并做出及时的适应性调节，保持身心健康；另一方面，人可以通过主动认知和行为调整，做出积极的适应性努力。由此可见，心理因素和健康是相互作用、相互影响的。临床医师在针对疾病带来的生物学损害进行治疗的同时，还应该关注个体的心理健康状况，健康管理师对亚健康人群开展健康管理的同时，也应该关注个体的心理健康状况，对出现的各种复杂心理给予帮助和指导，进行心理干预，促进患者身心更好地康复。

一、心理健康的定义和特征

（一）心理健康的概念

心理健康是健康的必要组成部分。但到目前为止，尚没有一个全面而确切的定义。第三届国际心理卫生大会将心理健康定义为："所谓心理健康是指身体、智能以及情感上，在与他人的心理健康不相矛盾的范围内，将个人心境发展为最佳状态。"显然，这一定义是指个体心理功能良好、心理活动协调一致的状态。但过分突出了个人体验，而且"最佳"状态的标准难以掌握。《简明不列颠百科全书》将心理健康解释为："心理健康是指个体的心理在本身和环境条件许可范围内所能达到的最佳功能状态，而不是指绝对十全十美的状态。"

世界卫生组织在日内瓦发布的《促进心理健康：概念、证据和实践》研究报告中提出，心理健康由社会经济和环境因素所决定，包括实现自身潜能、能应对日常生活压力、能有成就地工作、对所属社区有贡献等状态。这修正了以往将心理健康等同于没有疾病或衰弱的理解，将心理健康视为一个关于个体幸福的积极概念。

（二）心理健康的特点

（1）相对性。人的心理健康具有相对性，与人们所处的环境、时代、年龄、文化背景等有关。

（2）动态性。心理健康状态不是固定不变的。心理健康水平会随着个体的成长、环境的改变、经验的积累及自我的变化而发展变化。

（3）连续性。心理健康与不健康之间并没有一条明确的界限，而是呈一种连续甚至交叉的状态。从健康的心理再到严重的心理疾病，是一个两头小、中间大的渐进的连续体。

（4）可逆性。心理健康具有可逆性，一个人出现了心理困扰、心理矛盾，如果能及时调整情绪、改变认知、纠正不良行为，则很快会解除烦恼，恢复心理平衡。反之，如果不注意心理健康，则心理健康水平就会下降，甚至产生心理疾病。

二、心理健康的标准

国内外心理学工作者对心理健康的判断标准提出了不同的观点，但到目前为止，还没有一个公认的理想标准。1951年，心理学家马斯洛（Maslow）和米特尔曼（Mittelman）提出的十项标准得到了较多认可，被认为是评定心理健康最经典的标准（见表7-1）。

表 7-1 评定心理健康的十项标准

序号	标准内容
1	有充分的安全感
2	充分了解自己，并能对自己的能力做恰当的估计
3	生活目标能切合实际
4	与现实环境保持接触
5	能保持个性的完整与和谐
6	具有从经验中学习的能力
7	能保持良好的人际关系
8	适度的情绪表达与控制
9	在不违背社会规范的前提下，能有限度地发挥个性
10	在不违背社会规范的情况下，对个人的基本需求恰当满足

同时我国的心理学家从适应能力、应激耐受力、自制力、意识水平、人际交往能力、心理康复能力和愉快胜于痛苦的道德感等方面阐述了心理健康的标准。主要集中在以下几点：

（1）智力正常。智力是人们观察力、注意力、想象力、思维力和实践活动能力等的综合。智力正常是人正常生活、学习、工作的最基本心理条件，是衡量人们心理健康的首要标准。凡是在智力正态分布曲线之内以及能对日常生活做出正常反应的超常智力者均属心理健康范畴。但是在智力正常的范围内，一个人智力水平的高与低，与心理健康水平并无明显相关。

（2）情绪良好。情绪良好是心理健康的核心。心理健康的人，其乐观、愉快、开朗、满意等积极情绪体验占优势，善于从生活中寻找乐趣，对生活充满希望。虽然有悲伤、忧愁、愤怒等消极情绪体验，但能善于调整不良情绪，情绪反应和现实环境相适应。

（3）人际关系和谐。和谐的人际关系是心理健康的必要条件，也是获得心理健康的重要途径。人际关系和谐表现为：①善于和他人交往，既有知己，又有广泛的朋友；②在与他人交往中能保持独立而完整的人格，有自知之明；③能客观评价别人；④交往中积极态度多于消极态度，如尊重、信任、友爱和赞赏等积极态度多于猜疑、嫉妒、畏惧和敌视等消极态度，能接受和给予关爱与友谊。

（4）适应社会环境。能否适应发展变化的社会环境是判断一个人心理是否健康的重要基础。心理健康的人，能与社会广泛接触，对社会现状有较清晰正确的认识，其心理行为能顺应社会变化趋势，勇于改变，以达到自我实现与社会奉献的协调统一。在行为方面，行为方式与年龄特点、社会角色相一致，行为反应强度与刺激强度相一致，能面对现实，适应环境，和社会保持良好的接触，能正确地认识环境、处理好个人和环境的关系；能了解各种社会规范，自觉地运用这些规范来约束自己，使个体行为符合社会规范的要求；能动态地观察各种社会生活现象的变化，以及这些变化对自己的要求，以期更好地适应社会。

（5）人格完整和谐。心理健康的最终目标是培养健全人格。健全人格的主要标志是：①人格的各个结构要素都不存在明显的缺陷和偏差；②具有清醒的自我意识，有自知之明，能客观地评价自己，生活目标与理想切合实际；③具有积极进取的人生观和价值观，并以此有效地支配自己的心理行为；④有相对完整统一的心理特征。

三、心理干预概述

（一）心理干预与心理治疗的概念

心理干预指在心理学理论指导下对个体的心理活动、个性特征或行为问题有步骤、有计划地施加影响，使之向预期目标变化的过程。

心理治疗也称为精神治疗。一般认为，以医学心理学的原理和各种理论体系为指导，以良好的医患关系为桥梁，应用各种心理学技术和方法。经过一定的程序，改善被治疗者的心理条件与行为，增强抗病能力，重新调整与保持个性与环境之间的平衡。

（二）心理干预的目标

心理干预的总目标是使个体实现自我成长，改善心身状态，恢复健康，提高心理素质与生活质量。可从两个层面理解。

（1）身体健康层面。消除或改善各种心身症状，治愈、治疗缓解症状或辅助治疗疾病，预防疾病的发生或复发。

（2）心理健康层面。解决心理冲突，纠正错误认知、矫正不良行为，调整人际关系，改善认知、情绪、行为等。

（三）心理干预的特点

（1）自主性。个体必须自愿地为实验干预目标而努力，在专业人员的指导和帮助下，充分发挥主观能动性，主动参与心理干预的全过程。

（2）学习性。个体通过学习和自学，掌握一系列方法，以达到干预目的。

（3）实效性。专业人员根据人体的特点，进行有效的、人道的专业干预。

（四）心理干预的原则

心理干预必须遵循一定的原则，才有可能达到预定目标：

（1）和谐性。被干预者、专业人员、干预方法、环境之间必须相互和谐，即被干预者由适合的专业人员以恰当的干预方法在适当的环境进行干预，这种干预是有效的，能达到目标的。若被干预者在接受心理干预之前或同时已接受其他干预，还应注意心理干预与其他干预的配合方法、介入时机、和谐性等。

（2）针对性。这是心理干预取得效果的保证。专业人员应根据被干预者的心理状态、人格特征、背景情况包括年龄、性别、文化程度、家庭情况及社会文化背景等，诊断病情存在的具体问题（心理与身体问题、行为或社会适应问题等）选择最适合的一种或数种心理干预。

（3）计划性。心理干预应根据被干预者的具体情况，选用、设定干预的程序，包括采用的具体手段、步骤、时间、作业、疗程及目标等，并预测干预过程中可能出现的各种变化和将要采取的对策。在干预过程中，应详细记录各种情况和进展，形成完整的病案资料。

（4）灵活性。在心理干预的过程中，专业人员要密切观察被干预者的身心变化，灵活地根据新的情况变更干预方法和程序。同时，还要注意被干预者病情的特点、各种社会文化和自然环境因素对干预过程的影响。针对不同的个体或同一个体在不同的情况下，灵活地应用各种行之有效的干预方法。

（5）保密性。心理干预可能会涉及个人隐私，在心理干预工作中必须坚持保密的原则，除符合法律规定的证明外，治疗师不得将被干预者的具体材料泄露给任何个人或机构。即便在学术活动或教学等工作需要引用时，也应隐去其真实姓名。这也是从业道德的一部分内容。

（6）综合性。人类疾病往往是各种生物、心理、社会、自然环境因素共同作用的结果。进行心理干预时，应综合考虑是否同时结合其他能增加疗效的方法和手段，如整合多种心理治疗、药物、食疗、运动、理疗等措施，遇到本专业无法完全解决的问题时，应考虑寻求其他帮助，共同诊治。

（7）中立性。心理干预的目标是帮助被治疗者自我成长，恢复自立和健康。在心理干预的过程中，治疗师应始终保持"中立"，不能替被干预者做出任何选择或决定。如被干预者往往会问"我应该跳槽吗？""我应该离婚吗？"这些都应由被干预者自己做出选择与决定。

（8）回避性。心理干预过程中，专业人员与被干预者之间的交谈是非常深入的，往往涉及个人的隐私，而专业人员必须保持中立，这些在亲朋好友或熟人中都难以做到，故一般回避为亲友或熟人进行心理干预。

四、心理治疗的程序

心理干预包括健康促进、预防性干预、治疗干预等，种类较多，方法丰富，其中心理治疗是最主要、常用的、严谨的、专业的心理干预方法。这里主要讲心理干预中心理治疗的程序。

1. 筛选与准备阶段

①详细的病历记录；②必要的问诊和体格检查等，了解是否存在躯体疾病所致的心理症状；③必要的心理测验；④评价来访者是否适合心理治疗，建立良好的治疗关系；⑤选择恰当的治疗场所。

2. 问题探索与判断阶段

探索问题的表现、问题的原因、问题的相关因素、要求与期望及判别被治疗者的心理行为问题。

3. 分析认识阶段

进行详细的治疗前测量和分析，以掌握病人治疗前的具体情况，包括以下两点：①测量与记录。在治疗师的指导下，被治疗者进行自我观察或监督，必要时可记录每天的心身状态；②功能分析。治疗师对记录的结果进行详细分析，寻找和证实心理行为问题与环境刺激之间的联系。

4. 治疗行动阶段

(1)选择治疗方法。选择时应考虑：①该治疗方法已被证实对该类问题有效；②已经考虑了之前各阶段所发现的各种相关因素；③被治疗者要求治疗的主动性；④被治疗者具备配合治疗的能力和条件。

(2)治疗阶段。①向被治疗者介绍对其问题的分析及诊断；②告知其问题的产生原因；③分析所收集的各种相关因素，指出与心理行为问题密切联系的因素，结合治疗理论简要说明；④讨论心理行为因素与躯体疾病或其他方面之间的相互关系，说明心理治疗的必要性；⑤介绍要采用的心理治疗的目的和原理，指出治疗成败的关键。

(3)实施治疗。治疗师与被治疗者要不断交流和充分沟通，提高其对问题的认识和参与性，以正确地贯彻和执行治疗方案。

5. 疗效评价阶段

在治疗过程中，治疗师应随时对被治疗者的情况进行分析与评价，判断治疗进展，及时解决问题，必要时调整治疗方法或方案；经一段时间的治疗后，还应对治疗效果进行总的分析和评价，确定是否达到了预期的目标和终止治疗时间。

6. 结束巩固阶段

治疗目标达到，治疗可结束。但不少心理行为问题容易复发，故应请被疗者定期复诊，以便指导其使用简单易行的技术预防复发。

五、心理治疗的常用技术

心理治疗技术包括经典心理治疗技术和新型心理治疗技术。

（一）经典心理治疗技术

1. 精神分析治疗

精神分析治疗又称动力性心理治疗，关注和强调治疗过程中的互动关系，对治疗期间发生的任何事情都予以意义，如治疗室的布置、座椅的角度、治疗时间的约定、每次治疗时间的设置、治疗师和求助者是否守约等。经典精神分析治疗在安静舒适的环境里进行，被治疗者躺在长沙发上，放松全身，精神分析师坐在病人的侧面或后面，避免让病人看见而引起情绪反应，但分析师则能够随时倾听和观察病人。精神分析疗法在青年和中年人中容易成功。年纪越大，其阻抗可能越高，分析难度增加。治疗师应尽量避免透露自己的个人情况，以利于移情关系的解决。

精神分析疗法可用于治疗各种神经症、癔症、某些心境障碍、适应障碍、人格缺陷者和心身疾病的某些症状，也可用于希望解决特定问题的正常人。适宜精神分析治疗的个体需对心理学有理解能力，善于语言沟通，对情感冲击有一定的承受能力，有良好的支持环境，愿意密切配合。

精神分析治疗因缺乏评判标准、结果难以重复、治疗时间较长、费用太大等，曾受到不少批评。现代的精神分析治疗已进行了修正和改善。

2. 认知疗法

认知疗法是以改变病人对事物的认知为主要目标的心理治疗的总称。国外将其定义为一种强调认识和改变负性思维和适应不良信念的内省疗法。产生于 20 世纪六七十年代。埃利斯（Ellis A）、贝克（Beck A）和迈肯鲍姆（Meichenbaum D）等分别创立的理性情绪疗法、贝克认知疗法和自我指导训练等疗法，临床应用很广泛。

其基本观点是强调认知过程是心理的决定因素，包括：①认知影响情绪与行为；②认知可以调整和控制；③认知改变可以达成情绪与行为改变。即情绪和行为的产生依赖于个体对环境与事件的评价，评价源于认知的作用和影响，若认知存在不合理信念，则导致不良情绪和行为。认知疗法通过矫正不合理认知来纠正不良情绪和行为。主要用于抑郁症、各类神经症、依赖与成瘾、自杀倾向、人格障碍、心身疾病等的治疗或辅助治疗，亦可用于调整不良认知习惯。

3. 行为治疗

行为治疗也称行为矫正，是以行为学习理论为依据的心理治疗。该理论认为正常或异常行为（包括外显不良行为和异常心理与躯体反应）是学习的结果，故通过新的学习或改变,消除原有的学习可矫正。治疗目的是改善适应性目标行为的数量、质量和整体水平。将认知疗法与行为疗法整合,称为认知行为疗法,包括系统脱敏法、操作条件法、厌恶疗法、示范方法、松弛疗法。

(二)新型心理治疗技术

1. 生物反馈治疗

生物反馈是借助生物反馈仪,将人体内不能被感知的生物活动变化信息,如皮肤电、皮肤温度、肌电、心率、血压、脑电等加以记录处理、放大并转换成能被理解的信息,如以听觉或视觉信号显示出来的过程。生物反馈治疗是个体通过对反馈出来的活动变化信号进行认识和体验,学会有意识地自我调控这些生物活动,达到调整机体功能和防病治病的目的。

常用生物反馈治疗的种类包括:①肌电反馈。患者根据所反馈出来的信息对骨骼肌做加强或减弱其运动的训练。用于治疗或辅助治疗各种失眠、焦虑、紧张性头痛、肌肉紧张或痉挛、原发性高血压、某些瘫痪病人的康复等;②皮肤电反馈。通过反馈训练,对皮肤电活动进行的随意控制,进而达到调节情绪的目的。用于改善焦虑和降低血压;③心率、血压反馈。通过训练,学会调控心率或血压,用于高血压病的治疗。此外,还有皮肤温度反馈、括约肌张力反馈、脑电反馈。生物反馈训练一个疗程一般需要4~8周,每周2次,每次20~30min。

2. 暗示与催眠疗法

(1)暗示疗法。是利用暗示对病情施加影响使症状缓解或消除的过程。暗示疗法可直接进行或与其他治疗过程结合进行。治疗方式有:①言语暗示。直接用语言将暗示的信息传达给病人;②药物暗示。利用药物的作用进行的暗示。如癔症性瘫痪给病人注射10%的葡萄糖酸钙,在病人感到身体发热的同时结合言语暗示常有良好疗效;③操作暗示。通过对病人使用体检或某些仪器,或某种操作,配合语言暗示,使病人心理、行为发生改变;④环境暗示。使病人置身于某些特殊环境,对其心理和行为产生积极有效的影响;⑤自我暗示。即病人自己把某观念暗示给自己。如因情绪激动而失眠者,选择使人放松、安静的词语自我暗示,可产生一定的效果。

(2)催眠疗法催眠。是用言语或其他心理手段使人进入催眠状态的过程。催眠疗法是使用催眠术使病人进入催眠状态,通过暗示和疏泄等手段治疗疾病的过程。催眠疗法是来自18世纪末奥地利的麦斯麦(F. A. Mesmer)的磁铁催眠术,人群中能进入催眠状态的人占70%~90%,仅有25%暗示性高的人能达到深度恍惚状态。5%~10%的人不能被催眠,催眠的生理本质至今未被阐明,故催眠治疗要慎用,催眠师必须经过严格的专业训练才能上岗。

3. 支持疗法

支持疗法又称一般性心理疗法，是一种以"支持"为主的心理治疗。支持疗法是治疗师应用心理学知识和方法，采取劝导、启发、鼓励、支持、同情、解释等方式，帮助和指导病人分析认识当前所面临的问题，使其发挥自己最大的潜能和优势，正确面对各种困难或心理压力，度过心理危机，从而达到治疗目的的一种心理治疗方法。该疗法是所有心理治疗的基础。

4. 家庭治疗

家庭治疗是以整个家庭为治疗对象的一种心理治疗方法，它把焦点放在家庭成员之间的关系上，而不是过分地关注个体的内在心理构造和心理状态，属于广义的集体心理治疗的范畴。家庭治疗的方式有4种。①结构性家庭治疗。重点是找出家庭成员间的沟通方式、权威的分配与执行、情感的亲近与否、家庭角色的界限是否分明等家庭结构中的偏差，并进行纠正。②动力性家庭治疗。基于精神分析理论，认为家庭的问题起源于各成员（特别是父母）早年的体验，着力于发掘治疗对象的无意识观念和情感与当前家庭中行为问题的联系，通过深层心理及动机的分析了解，使他们恢复"自知力"，改善情感表达、满足与欲望的处理，促进家人心理成长。③行为性家庭治疗。着眼于家庭成员间的行为表现，建立具体的行为改善目标和进度，给予适当奖赏或惩罚，促进家庭行为的改善。④策略性家庭治疗。对家庭问题的本质进行动态性的了解，建立有层次、有秩序的治疗策略，改进认知上的基本问题，促使家庭成员采取积极行动，解决家庭问题。

家庭治疗的方法包括两种。①预备性会谈。了解家庭的构成情况和特点、家庭成员间的相互作用与相互效应方式。注意让每一个家人都参与谈话，畅所欲言，并仔细观察各种非语言表达的内容，主要包括家庭结构、家庭气氛、交流情况、调整的可能性。②治疗性会谈。每隔一段时间，治疗师与来诊家庭中的成员一起会谈。会谈时，要努力营造融洽的对话气氛，让所有的家庭成员都感到被尊重，能积极、自然地表达自己的态度与感受。针对在家庭评估时对家庭得出的一般印象和主要问题，采取相应的干预措施，特别要注意"问题"在保持家庭平衡上具有不可忽视的作用。在进行治疗性会谈时还要有技巧，如把握谈话方向，不纠缠于症状或缺陷，着眼于现在与未来并解决当前的问题。

5. 正念疗法

正念疗法是国内外的热点心理治疗之一，是以正念为核心的各种心理疗法的统称。正念意为有意识地觉察；专注于当下；不主观评判。以正念来修行禅定，称为正定。目前较为成熟的正念疗法包括正念减压疗法、正念认知疗法、辩证行为疗法和接纳与承诺疗法。正念疗法被广泛应用于治疗和缓解焦虑、抑郁、强迫、冲动等情绪心理问题，在人格障碍、成瘾、饮食障碍、人际沟通、冲动控制等方面的治疗中也有大量应用。

第五节　成瘾行为干预

成瘾行为是与人类文明共生的一种现象，它至少有五千年的历史，现已发展成为影响人类身心健康的全球性灾难。成瘾行为分为物质成瘾和精神行为成瘾，主要包括处方药滥用成瘾、阿片类药物成瘾、新型毒品成瘾、传统毒品成瘾、安眠药成瘾、酒瘾、烟瘾、性爱成瘾、电子游戏成瘾、网络成瘾等行为。

一、成瘾行为

（一）成瘾行为的概念

瘾是指对人体各种生理需要以外的超乎寻常的嗜好。成瘾指养成该嗜好的过程。吸烟和酗酒是典型的成瘾行为，亦称依赖性行为。导致人上瘾的物质称致瘾原，能使易成瘾者产生强烈的欣快感和满足感。其中，毒品引起的欣快感强烈持久、极易产生依赖性，称为强致瘾原；香烟和酒带来的欣快感相对较弱，持续时间短暂，称为弱致瘾原。致瘾原越强，促其行为转变的过程越艰难。

（二）成瘾行为的特征

成瘾行为指成瘾后表现出的一系列心理和行为表现。它有两个重要的行为特征。第一，已成为成瘾者生命活动中的必需部分，可以观察到强烈的心理、生理和社会性依赖。第二，一旦终止成瘾物质的使用，将立即引起戒断症状；一旦恢复成瘾行为，戒断症状将会消失，同时产生欣快感。

（1）生理性依赖。成瘾行为已在体内形成包括循环、呼吸、代谢、内分泌系统的生理基础，以适应烟、酒、毒品等本来的需要。

（2）心理性依赖。成瘾行为已完全整合到心理活动中，成为完成智力、思维、想象等心理过程的关键因素。

（3）社会性依赖。一进入某种社会环境或某种状态，就出现该行为，如吸烟成瘾者假如不先吸烟就无法完成开会、人际交往、做报告等社会活动。

（4）戒断症状。一旦中止成瘾物质的使用，会出现空虚、无聊、无助、不安等心理异常，同时会出现嗜睡、流涎、恶心等躯体异常症状，是一组心理和生理的综合改变。烟、酒在成瘾后各有特异戒断症状。

（三）成瘾行为的形成过程

（1）诱导阶段。人与致瘾原偶尔接触，初步尝到"甜头"。如喝酒后的"飘飘欲仙感"，手拿烟卷自我陶醉的"成就感"等。这些欣快感对成瘾者有强大的吸引力，但终止后还不会有明显戒断症状。

（2）形成阶段。在内、外环境的共同作用下，尚未成瘾的行为不断重复，直到产生依赖。初期成瘾者常有羞耻感、畏惧感和自责心理，易于及时矫治。一旦依赖建立，矫治难度将增加。不过多数成瘾者仍有强烈戒断的愿望，只是难以忍受戒断症状。而戒断症状带来的痛苦会对成瘾行为起正向的反馈作用，使行为程度加剧。此时若及时矫治，容易戒断。但当依赖已经建立，矫治难度将增加。不成功的戒断次数越多，成瘾行为恢复后的超级欣快感越明显。

（3）巩固阶段。成瘾行为已巩固，并整合为生命活动的一个部分。成瘾者此阶段对各种促使其戒断的措施有强烈的抵抗心理，瘾发作时可使成瘾者宁可不吃、不喝、不睡，甚至明知后果严重仍要为之。

（4）衰竭阶段。成瘾行为使躯体和心理受到严重损害，社会功能也会发生不同程度的缺失，如酒精依赖和酒精中毒者出现酒精性肝硬化症状。

不同的致瘾原和不同类的成瘾行为，经历上述过程的表现各异；同一行为的个体间差异也很大。但通常来说，吸烟者的诱导时间较长，有些人初吸时呛咳不止，并没有明显的欣快感。有研究表明，青少年时代的尝试成瘾行为，留在大脑皮质中的记忆印象将十分深刻，对成年后的成瘾行为发展有较大影响。

（四）成瘾行为的影响因素

（1）人格特征。面对同样的致瘾原，并非所有人都成瘾。人群中有一部分被认为"易成瘾者"。作为导致成瘾行为的内因，他们具有以下人格特征。①被动依赖，从众心理，凡事无主见，行为随大流，对不良事物缺乏批判性；②过度敏感，与人交往的过程中过度紧张、焦虑、疑心；性格内向，有内心矛盾冲突时，既不与人交流，也没有积极的解脱方式，对外界的耐受性差，适应不良。高级意向减退或不稳定，意志薄弱，缺乏对诱惑的抵抗力；③情绪不稳和冲动性，易有冲动行为，争强好胜，易激惹。易在别人挑唆、激将下接受致瘾原。

（2）社会环境因素。不良社会环境，如社会的暴力、杀人、种族歧视、失业、通货膨胀和拜金主义等，引起人们对现实生活的惶惑和厌倦；社会各阶层都有一些人其物质生活虽然丰足，但精神却极度空虚。以上社会环境促使易成瘾者希望借助成瘾行为获得暂时的内心安宁。

（3）社会心理因素。生活节奏的加快、激烈的竞争，生活紧张性刺激增多，使人们应激增加。由此，有人借吸烟来调节情绪，提高工作效率；有人借酗酒来消除烦恼、空虚、胆怯、失败等心理感受。

（4）文化因素。不同的文化现象对于成瘾行为起到了社会润滑作用，如在我国社会生活中，烟和酒作为社会生活中的一种小媒介、"润滑剂"，常常使得社会人际交往更易成功，在社会价值上取得难以替代的满足感，并具有广泛的社会文化认同。因此受传统习俗影响，敬烟、敬酒被作为礼貌待客的方式，甚至是喜庆和礼仪场所的重要活动。许多人明知吸烟、饮酒有害健康，在一定的社交场合仍不得不参与其中。时间一长，自然而然地把此整合到自己社会生活的日常行为模式中。

（5）传播媒介因素。媒体宣传与广告效应在成瘾行为的形成中起到了不可低估的作用。有些媒体追求广告商业利益；影视业借助吸烟、饮酒表现一定的复杂心理活动、人物个性、社会形象、风度和仪表等。

（6）团体效应。团体内广泛存在的吸烟、酗酒现象，其致成瘾作用对具有强烈认同感的成员来说，影响比外界更大。许多青少年的吸烟行为，源自同龄伙伴效应。犯罪团伙从事贩毒，往往先诱使其成员吸毒，以此作为团伙内互相认同的主要标志。

（7）家庭影响。吸烟和酗酒行为都有"家庭聚集现象"，即家庭成员在某些健康相关行为上的相似程度显著大于非成员。美国有调查发现，来自父母吸烟家庭的孩子吸烟率比其他家庭高 1.5 倍；若家中还有年长兄弟姐妹吸烟，该吸烟率还将增加 1 倍。这一现象的产生并不取决于父母对吸烟的态度，而在于他们的"榜样"行为迎合了青少年强烈的好奇心理，并引发其探究行为。同时，家庭成员享有共同的遗传基因，可以解释为什么存在家庭聚集性。

二、成瘾行为的干预方法

（一）吸烟成瘾的干预措施

吸烟是常见的对人类健康造成极大危害的成瘾行为，如何对吸烟行为进行干预，是健康管理工作的重大问题。吸烟行为的干预措施如下。

1. 通过立法执法开展控烟

（1）做好部门协调。要使政府、人大、政协、教委、宣传、商业等部门都对控烟给予重视和配合，才能使公共场所禁止吸烟法得以出台和实施，世界无烟日和社区控烟等活动有效开展，加强合作，确保控烟活动顺利进行。

（2）控烟立法和执法。首先要使现有的立法得到落实和贯彻，尤其是《中华人民共和国广告法》和公共场所禁止吸烟的相关法规，加强监督，组织执法队伍认真执行。如北京实施的《北京市控制吸烟条例》，要求禁止在公共场所、工作场所、室内环境及公共交通工具内吸烟，也就如何督导禁烟、制止吸烟行为做出明确规定。该条例的实施标志着近年来中国控烟履约工作取得成效，控烟立法工作不断取得新突破，公共场所禁止吸烟逐步成为新的社会行为规范。

2. 通过大众传媒开展控烟健康教育

（1）制定基本信息。①对于一般人群的教育内容：为了你和他人的健康，请不要在公共场所吸烟；吸烟与健康任你选择；吸烟与气管炎、肺癌、冠心病有关；烟草像鸦片，切勿尝苦果。②对于青少年的教育内容：吸烟是坏习惯，会给你造成不良形象；拒绝敬烟的方法。③对于妇女的教育内容：吸烟影响儿童和胎儿健康；不受吸烟的毒害是妇女和儿童的权利。④对于吸烟者的教育内容：只要有决心，不怕烟瘾深，放下手中烟，健康在眼前；我已戒烟了，请你来监督。

（2）传播材料制作。制作各种广告式视听材料、宣传画、标志、传单、录像带、板报、专栏等。在正式制作前，应在目标人群中进行预试验，然后进行修改，以提高质量，减少盲目性，讲求传播效果。

（3）利用多种传播渠道宣传，如电视、报纸、电台、专栏等，要利用不同途径宣传相同的基本信息，使用科学、易懂、吸引人的材料，多采用广告式宣传，进行动态报道。

（4）骨干培训班。包括卫生和非卫生人员，尤其强调领导带头不吸烟。

（5）开展控烟活动。充分利用世界无烟日、烟草或健康大会等时机，大力开展控烟活动。主要内容有：①卫生部门和政府、社区、学校等联合行动，在全市进行大规模宣传，围绕控烟主题进行；②建议在商场暂停售烟；③开展群众性控烟活动，如青少年抵制吸烟签名，不吸烟文艺表演，开展戒烟比赛；④对活动进行记录和评价。

（6）开展社区控烟活动。①社区建立控烟组织，开展不吸烟活动，执行控烟制度，在公共场所禁止吸烟。利用传媒、面对面教育等方式开展社区控烟宣传。②开展无烟居委会，无烟一条街活动。在办公室不吸烟，来客不敬烟，不设烟具。对在办公室或无烟一条街吸烟者进行教育或给予一定处罚。③无烟家庭活动：家中无人吸烟、来客不敬烟、家中不设烟具。④举办戒烟学习班，进行戒烟方法指导。

3. 戒烟技巧

帮助吸烟者戒烟的策略具有十分积极的作用。戒烟者不仅能减少患心血管疾病、肺部疾病和各种癌症的危险，避免早逝，延长寿命；对其家庭成员，特别是妇女和儿童，也能很大程度降低被动吸烟的危险。戒烟还有很明显的经济效益。关于戒烟的策略在发达国家已经研究得比较多，不少国家已经组织各方面专家，针对这类人群制定了比较好的戒烟指南，这类指南中一般都提出了十分详细、可操作性很强的实用策略。例如，在美国健康及人类服务部和疾病预防控制中心开发的戒烟指南中，关于戒烟的一般策略中包括如何正确使用尼古丁替代物；如何设计动员吸烟者尽快采取戒烟行动的方案；如何预防成功戒烟者的复吸；如何帮助戒烟者克服戒烟过程中体重增加的问题等。当务之急还是通过各种途径展开全民健康教育及宣传动员活动，让吸烟者和他们的亲友、同事等社会关系充分认识烟草的危害，劝告吸烟者早加入戒烟的行列。当然，对那些已经打算或已经开始戒烟的人们，也应当由戒烟专家、社区保健医生和健康教育工作者等给予他们足够的关心和正确指导，帮助他们成功戒烟，防止复吸发生。

烟民对戒烟的态度分为不愿戒烟、对于戒烟犹豫不决、决定戒烟和巩固四个阶段。提高戒烟技巧主要是针对决定戒烟和犹豫不决者。对不愿戒烟者暂不提供这方面的技能。戒烟阶段包括以下四阶段：

(1)做出决定。要决心戒烟，先要了解吸烟危害。应了解烟雾中有多种有害成分，吸烟能引起心血管病、肺癌、肺气肿、皮肤和牙的损害；被动吸烟对妇女、儿童健康的危害；吸烟不文明等。包括有些医务人员在内，有些人认为吸烟的害处并不那么严重，或者认为吸烟引起的疾病并不一定会发生在自己身上。有些年轻人则认为吸烟潇洒，是成熟的表现，因此对不同对象要用恰当的方法使其克服戒烟的障碍，帮助他们做出戒烟的决定。

(2)准备戒烟。帮助吸烟者分析为什么吸烟、在什么时间、什么场合要吸烟以及和什么人在一起会吸烟的问题，了解戒烟可能有哪些不适，如头晕、出汗、颤抖、咳嗽、睡眠不好等；在准备阶段如何克服烟瘾和不适，消除紧张心理，克服他人的诱惑。在准备阶段如还在吸烟的，可以改变吸烟时间的场合，设计一些克服烟瘾的方法，或适当准备些戒烟糖、尼古丁膏药、电子烟等。

(3)戒烟阶段。选择戒烟日期的方式：可从某纪念日、假日起突然停止吸烟，也可减少吸烟支数，推迟每天吸烟时间，在不太长的时间内达到完全不吸。克服尼古丁成瘾的不适：戒烟过程中，如因尼古丁成瘾带来不适，可采用深呼吸、多喝水、运动等其他不便于吸烟的活动提供帮助。确定难以耐受，可贴尼古丁膏药、用尼古丁口香糖、吸电子烟等缓解。预防吸烟和烟友的诱惑；戒烟日前应将已有的烟和烟具全部扔掉，否则它会诱惑再吸，还要学会拒绝朋友的敬烟，一旦戒烟就应当把自己看做一名不吸烟者。

(4)巩固阶段。克服烟瘾可用深呼吸、饮水、吃零食、做其他事情等方式；放松自己可采取听音乐、散步、跳舞、体育活动、手里拿其他东西等方式。

(二)网络成瘾的干预措施

1. 心理干预

心理干预仍然是网络成瘾的主要干预方式，主要包括认知治疗、行为治疗、认知行为治疗、团体心理治疗和家庭治疗等。

(1)认知治疗。大量研究提示网络成瘾者具有一定的"负性认知模式"，他们更多地将网络作为摆脱现实痛苦、逃避压力的方式，通过在网络上的虚拟成功来缓解自己在社会生活中的不悦感。网络成瘾者存在针对世界和自身的负面信念，这是进行认知治疗的基础。认知治疗结构性强，易于被治疗师掌握和操作，治疗师与需求者的信任关系有助于青少年识别对网络功能歪曲的认知，从而改变其功能失调性行为及情绪反应。国内多项以学校为基础的干预也采用了认知治疗，收到了积极的效果。

（2）行为治疗。网络成瘾就其本身而言是不适当的行为，网络成瘾者有突出的社会抑制行为。应当改变网络成瘾者的行为模式、消退网络成瘾行为而强化积极的行为。将行为强化法、行为契约法、行为消退法、自我管理法和厌恶刺激法等应用于治疗中，使网络成瘾者的成瘾耐受性、戒断反应、人际与健康、时间管理较矫治前有显著变化。多数以行为治疗为干预方法的研究均配合认知治疗，这可能与行为治疗需要良好的医患关系及认知改变等作为先决条件有关。

（3）认知行为治疗。认知行为治疗有反向实践、外力阻止、制定目标、戒断、提醒卡、个人目录、支持小组、家庭治疗等具体操作方法。该治疗既强调认知在心理行为中的作用，又结合行为治疗的技术，被治疗者将主动、平等地与治疗师合作解决问题。

（4）团体心理治疗。团体治疗可以为有沉迷网络相近问题的青少年创造一个无压力的交流平台，使他们在团体中得到感情支持，治疗形式本身可提升团体成员的社交能力，这改善了网络成瘾青少年的社交处境；可以有效结合各种治疗方式，节省人力，是一种操作性相对较强的方法。

（5）家庭治疗。网络成瘾者在家庭成员之间的沟通、家庭角色、成员相互之间的情感反应和情感支持以及对行为控制等方面均存在缺陷，成瘾者的总体家庭功能较差。父母婚姻状况、家庭经济状况、抚养人、管教方式对青少年网络成瘾的发生均有作用。在家庭和睦、管教方式民主理性的青少年中网络成瘾发生率较低；非父母抚养、家庭经济状况过好或过差都可能增加网络成瘾的发生率。青少年网络成瘾往往源于家庭内部有无法解决的问题。

2. 药物干预

网络成瘾与抑郁及焦虑情绪之间存在密切关系。网络成瘾者的抑郁情绪与自杀观念发生率较高。有研究者采用抗抑郁药和心境稳定剂治疗网络成瘾少年，药物治疗的目的在于减轻网络成瘾伴发的情绪问题。对于自控能力差、存在严重抵触情绪、拒绝治疗的青少年网络成瘾者，可以先应用药物稳定情绪，之后采取心理治疗。从长期预后看，应该配合使用其他心理治疗方法以达到预防复发的效果。

3. 综合干预

网络成瘾现象十分复杂。单一的干预模式已不能有效地控制网络成瘾行为，需要整合多种干预方法进行综合治疗。采用封闭式住院治疗模式，以心理治疗为主、药物治疗为辅的综合治疗方法，或是结合认知治疗、行为治疗、药物治疗等方法，以药物治疗控制伴有抑郁或焦虑情绪的网络成瘾青少年的抑郁、焦虑症状，同时进行相应的心理干预，是目前被证实有效的干预模式。

目标测试

1. 简答题

(1)简述健康教育的基本理论和方法。

(2)简述常见的营养素及各种营养素的功能。

2. 论述题

(1)以糖尿病为例,阐述如何对糖尿病患者进行运动干预。

(2)以青少年手机依赖成瘾为例,阐述如何开展成瘾的干预。

(3)以吸烟为主题,阐述如何开展健康教育。

参考文献

[1] 任永红，朱治铭，杨佳. 中医健康管理中老年人生活习惯与中医体质关系的调查分析[J]. 宁夏医学杂志，2019，41(11)：1033-1034.

[2] 孙微娜. 医养结合平台构建中医药特色健康管理在老年病中的应用[J]. 中医药管理杂志，2019，27(22)：195-196.

[3] 李灿东，魏佳，陈淑娇. 中医健康管理的业态与服务模式[J]. 中华中医药杂志，2019，34(12)：5768-5770.

[4] 庞文静，洪瑞青. 以健康风险评估为基础的干预对糖尿病高危人群健康管理的影响[J]. 齐鲁护理杂志，2019，25(23)：133-135.

[5] 蒋丽萍. "医养结合"服务模式下老年人健康管理体会[J]. 中医药管理杂志，2019，27(23)：208-210.

[6] 王志娟. 中医药健康管理服务在社区卫生服务中心的实施[J]. 中医药管理杂志，2019，27(23)：212-213.

[7] 胡梦皎. "医院—社区—家庭"一体化延伸护理用于老年糖尿病健康管理中的作用价值[J]. 实用临床护理学电子杂志，2019，4(51)：173，180.

[8] 龚娟芬，贾翔，何迎春. 中医体质辨识在老年人群健康管理中的应用[J]. 中医药管理杂志，2019，27(24)：156-157.

[9] 陈佳杰. 中医"治未病"理论在社区健康管理中的应用研究[J]. 中国社区医师，2020，36(2)：86，88.

[10] 朱桂菊，苗小妹，等. 家庭医生服务在社区慢性病健康管理中的效果研究[J]. 基层医学论坛，2020，24(3)：297-299.

[11] 朱敏，阳灿. 基于微信平台对糖尿病患者的健康管理[J]. 广州医药，2020，51(1)：92-95，99.

[12] 李金秀，吴德平. 中医健康管理模式对老年人群亚健康状态的改善作用[J]. 中医药管理杂志，2020，28(2)：185-187.

[13] 邓雪晖. 定期健康管理在有不良生活习惯的慢性非传染性疾病患者中的应用效果[J]. 中国当代医药，2020，27(4)：213-216.

[14] 沈玮玮，王靖宇，等. 治未病理念下"互联网＋"中医健康管理模式的构建研究[J]. 中国初级卫生保健，2020，34(2)：80-83.

[15]刘英，朱艳华，张妍．探讨和分析医院体检中心健康管理一体化服务模式[J]．实用临床护理学电子杂志，2020，5(8)：130-131.

[16]关媛媛，戴鹏举，何渝煦．运用中医健康管理模式防治高脂血症的实践与分析[J]．中医临床研究，2020，12(6)：47-51.

[17]刘雯霞，郁海东，等．强化健康管理对老年功能性便秘患者生活质量及精神状态的影响[J]．中国社会医学杂志，2020，37(1)：43-45.

[18]李程．中医体质辨识结合治未病在高血压前期健康管理中的应用效果[J]．基层医学论坛，2020，24(8)：1132-1133.

[19]王俊，许凯薇，王志红．智慧医疗背景下慢性非传染性疾病的健康管理探讨[J]．中国医疗管理科学，2020，10(2)：52-56.

[20]朱剑兰，李小雪，等．微信模式多学科健康管理在妊娠期糖尿病孕妇中的应用[J]．齐鲁护理杂志，2020，26(6)：110-113.

[21]汤文雅，徐艳，等．过渡期健康管理对老年急性心肌梗死 PCI 术后患者依从性和预后的影响[J]．贵州医药，2020，44(3)：412-416.

[22]张晓霞．社区老年人中医药特色健康管理的认知和需求调查[J]．中医药管理杂志，2020，28(6)：165-167.

[23]燕美琴，王娇，等．助产士主导的健康管理模式对孕妇分娩结局的影响[J]．护理研究，2020，34(7)：1272-1274.

[24]徐大良．临床药师干预对 2 型糖尿病患者合理用药及健康管理的效果[J]．中国现代药物应用，2020，14(8)：216-217.

[25]何晓玲，杨绍平，等．多学科协作下团体健康管理对宫颈癌患者术后延续性护理的应用效果[J]．实用医院临床杂志，2020，17(3)：158-161.

[26]韦艳，徐赟．智慧健康养老产业发展的困境与路径——以陕西省为例[J]．西安财经大学学报，2020，33(3)：37-45.

[27]熊梅，伍佳，等．国外整合医疗典型模式对我国健康管理联合体建设的启示[J]．中国全科医学，2020，23(22)：2741-2748，2756.

[28]华美霞．基于 IMB 模式的健康管理在糖尿病足溃疡患者中的应用效果及影响[J]．国际护理学杂志，2020，39(11)：1967-1971.

[29]钦佩，李晓娜，等．运动干预在早期慢性阻塞性肺疾病健康管理中的研究进展[J]．中华健康管理学杂志，2020，14(3)：281-285.

[30]谭晓东，陈俊东，等．后抗疫时期健康管理建设的新路径[J]．公共卫生与预防医学，2020，31(3)：6-9.

[31]王显君，唐智友，等．基层医疗卫生机构医防"五融合"健康管理服务模式研究[J]．中国全科医学，2020，23(31)：3924-3929.

[32]王宏宇，陈新．依托信息化的全生命周期血管健康管理与心血管疾病社区防治策略[J]．中国医师杂志，2020，22(9)：1281-1284.

[33]颜艳魁．社区精准护理对 2 型糖尿病及高血压患者实施健康管理的效果[J]．国际护理学杂志，2020，39(18)：3271-3273.

[34]秦静，李伟，等．常态化疫情防控下老年人健康管理策略研究[J]．卫生经济研究，2020，37(10)：46-48.

[35]卢晓燕，刘梁喆，等．中医治未病全程化健康管理模式构建与实践[J]．中华医院管理杂志，2020，36(10)：866-869.

[36]陈如聿，王益骏，等．上海市黄浦区家庭口腔健康管理预防学龄前儿童龋病的效果[J]．上海预防医学，2020，32(10)：797-800.

[37]张纯，冯娟娟，等．脑卒中健康管理平台的开发及其在出血性卒中病人和高危人群健康管理中的应用[J]．中国临床神经外科杂志，2020，25(10)：724-725.

[38]田策，姜岳，等．产妇产褥期健康管理期望与感知的现状分析[J]．中华护理杂志，2020，55(12)：1796-1801.

[39]琚慧，郭红，等．乳痈(急性乳腺炎)中西医结合健康管理方案的构建[J]．中华现代护理杂志，2020，26(36)：5052-5061.

[40]吕艳，彭涛，等．健康管理发展现状及后疫情时期的新启示[J]．中国临床保健杂志，2020，23(6)：860-864.

[41]贾伟平．慢性病防治管理新趋势的思考[J]．中华内科杂志，2021，60(1)：1-4.

[42]曾志童，王朝昕，等．基于国内外最新指南的慢性病个体化、精细化健康管理服务分析及我国发展前景——以糖尿病为例[J]．中国全科医学，2021，24(9)：1037-1044.

[43]刘佳，孙春华，等．慢性病自我管理项目对改善慢性阻塞性肺疾病患者肺康复的应用[J]．中华劳动卫生职业病杂志，2021，39(1)：37-40.

[44]豆道勤，赖漫丽，肖佳．基于互联网＋医院社区健康管理联动战略与方法[J]．中国卫生标准管理，2021，12(3)：41-44.

[45]白书忠，武留信，等．"十四五"时期我国健康管理发展面临的形势与任务[J]．中华健康管理学杂志，2021，15(1)：3-6.

[46]程雅娟，王尚才．高龄老人居家养老健康管理需求及制约因素研究[J]．中国医药，2021，16(3)：448-451.

[47]徐婷，董恩宏，等．老年慢性病患者延续性健康管理需求及影响因素研究[J]．中国全科医学，2021，24(13)：1665-1670.

[48]周静，张彩兰，张欣．老年高血压患者应用高血压健康管理方案对治疗依从性的效果分析[J]．中国临床医生杂志，2021，49(4)：434-436.

[49]黄彩梅，胡国华，等．中医体质辨识在产妇健康管理中的应用[J]．中华中医药杂志，

2021，36（7）：4296-4299.

[50]龚邢洁，桑纹雯，蔡瑶泉．综合健康管理对老年高血压患者睡眠质量与自我行为管理能力的影响［J］．齐鲁护理杂志，2021，27（19）：63-65.

[51]郭燕青，晏小华，何利娟．"互联网＋"的延续性护理在中青年初发2型糖尿病患者健康管理中的应用［J］．实用医技杂志，2021，28（11）：1369-1371.

[52]徐英，郭艳芳，等．慢性病患者社区健康管理服务利用情况及影响因素研究［J］．中国全科医学，2022，25（1）：55-61.

[53]梁小利，王红艳，等．中医"治未病"特色健康管理模式对老年原发性高血压病的效果观察［J］．湖南中医杂志，2021，37（11）：103-105.

[54]徐享雄，李蕾蕾．智能化中医"治未病"健康管理模式的构建与应用效果［J］．中医药管理杂志，2021，29（22）：201-202.

[55]徐玉兰，黄辉，等．电子健康干预手段在慢性病患者管理中应用的范围综述［J］．护理学杂志，2021，36（23）：96-101.

[56]王艳玲，阙亦非，张楠楠．基于"互联网＋"的医疗健康管理模式在糖尿病患者管理中的应用［J］．齐鲁护理杂志，2021，27（23）：5-7.

[57]陆文琪，黄泽成．健康中国视角下儿童健康管理的前景、困境与对策［J］．中国初级卫生保健，2021，35（12）：5-8.

[58]闫慧，吕风华．居民健康档案建立及健康管理对Framingham十年冠心病风险的影响［J］．医学信息，2021，34（24）：93-95.

[59]谭忠良．社区健康管理结合健康教育对老年高血压的控制效果［J］．中国社区医师，2021，37（35）：158-159.

[60]丁可鑫，陈大方．数字健康助力肿瘤精准健康管理［J］．中国癌症防治杂志，2021，13（6）：569-574.

[61]郭冬娜，李琼洁，等．个体化健康管理对亚健康人群患慢性病风险性的改善效果研究［J］．山西医药杂志，2021，50（24）：3342-3345.

[62]孙明，解夕黎，等．健康管理理论研究进展及在慢性疾病管理中的应用［J］．中国医科大学学报，2022，51（1）：69-72.

[63]陈斌斌，熊红萍．互联网慢性病管理模式在糖尿病健康管理中应用的研究进展［J］．光明中医，2021，36（24）：4280-4283.

[64]朱俊亮，梁联超，等．健康管理对动脉硬化人群干预效果评价［J］．社区医学杂志，2021，19（24）：1456-1460.

[65]周美贤，吴佳艳．"治未病"思想对亚健康体质人群管理的作用［J］．中医药管理杂志，2022，30（1）：131-132.

[66]王伟伊，马慧珍，李曼．2型糖尿病合并肌少症的发病机制、药物治疗及健康管理研

究进展[J]. 山东医药，2022，62(2)：97-100.

[67]王晓迪，罗晓斌，郭清. 数字疗法在慢性病健康管理中的应用及发展趋势[J]. 中华健康管理学杂志，2022，16(1)：51-54.

[68]曾强，高向阳，白书忠. 智慧健康管理的理论与实践[J]. 中华健康管理学杂志，2022，16(1)：3-6.

[69]张娣. 城市中年人群健康管理现状及影响因素分析[J]. 经济研究导刊，2022(4)：56-59.

[70]赵宸册，费燕，等. 老年脑卒中病人居家健康管理模式的研究进展[J]. 护理研究，2022，36(3)：442-446.

[71]卢建荣. 健康管理对高脂血症者生活方式的影响[J]. 中国城乡企业卫生，2022，37(2)：131-132.

[72]花语蒙，刘爱萍. 风险沟通在心血管病风险管理中的作用[J]. 中华健康管理学杂志，2022，16(2)：140-144.

[73]陈叶洋. 慢性阻塞性肺疾病健康管理浅析[J]. 中国老年保健医学，2022，20(1)：103-105.

[74]何露佳，胥巧玉，等. 公立医院健康管理服务运作管理模式研究[J]. 中国卫生事业管理，2022，39(3)：173-175，184.

[75]于汶. 心理心脏病的健康管理[J]. 中国临床医生杂志，2022，50(4)：388-390.